U0334953

育儿其实很简单

儿童健康中医药照护手册

心医学堂 ◎ 著

全国百佳图书出版单位

中国中医药出版社

图书在版编目（CIP）数据

育儿其实很简单：儿童健康中医药照护手册 / 心医
学堂著 . — 北京 : 中国中医药出版社 , 2022.8
ISBN 978 – 7 – 5132 – 7689 – 4

Ⅰ.①育… Ⅱ.①心… Ⅲ.①中医儿科学—护理学—
手册 Ⅳ.① R248.4–62

中国版本图书馆 CIP 数据核字（2022）第 117988 号

中国中医药出版社出版

北京经济技术开发区科创十三街 31 号院二区 8 号楼
邮政编码　100176
传真　010-64405721
三河市同力彩印有限公司印刷
各地新华书店经销

开本 880×1230　1/32　印张 5.5　字数 95 千字
2022 年 8 月第 1 版　2022 年 8 月第 1 次印刷
书号　ISBN 978 – 7 – 5132 – 7689 – 4

定价　32.00 元
网址　www.cptcm.com

服 务 热 线　010-64405510
购 书 热 线　010-89535836
维 权 打 假　010-64405753

微信服务号　zgzyycbs
微商城网址　https://kdt.im/LIdUGr
官 方 微 博　http://e.weibo.com/cptcm
天猫旗舰店网址　https://zgzyycbs.tmall.com

如有印装质量问题请与本社出版部联系（010-64405510）
版权专有　侵权必究

前 言

"为人父母者，不可不知医"是个美好的愿望。每位家长都有过面对孩子生病时的无力感，恨不能替孩子受苦。作为医生又何尝不是如此，看到家长养育中的疏漏，有时恨不能将自己所知所学殷勤咐嘱。

疾病不可怕，可怕的是不知病从何起。"上工治未病"并不只是一句养生保健的宣传语，而是千百年来《黄帝内经》中指导每一位医生、每一个人的警句。我们身上的每一个病症，比如孩子的每一次咳嗽、每一次发热，在出现之前都有迹可循。我们心生的每一种情绪、吃的每一样食物、接触的每一个环境，都在影响着我们的身体。如果这些细节在日常生活中能够得到重视，不论是感冒，还是"五迟"、抽动症、癫痫等各种疑难杂症，都可以得到早期的发现和控制。

在门诊上，我们尽可能详细地和每一位患者解释医嘱细节，但总有遗漏和爱莫能助的地方。成为一位会治病的医生对普通人来说不是一件容易的事，但是成为一个能注意生活细节、做好健康养护的家长就容易许多。希望当家长们翻开这本书时，能同感于书中的"医生有话说"，能吸取书中的经验教训，能获益于书中的理论方法。当我们再面对孩子生病时，希望本书是一双支撑在家长背后的手；当我们对孩子心生娇惯溺爱时，更希望本书是一声真诚的呼唤。书中尽管语言质朴，但理论基础大多源自《黄帝内经》《伤寒论》《脉经》等中医经典，看似简单的道理，其中蕴藏着古朴的育儿智慧。希望中医经典不再是晦涩难懂的书籍，希望这些古人的智慧，能如儿歌、如童话，传唱于每个家庭。

祝愿每一个家庭平顺安和，每一个孩子健康成长。

心医学堂

2022年7月于北京

目 录

一

中医喂养篇

PART ONE

健康孩子的特征

许多家长不知道自己的孩子身体情况怎么样，我们将健康孩子的特征简单进行总结。

1.情绪稳定，起伏不大。

2.睡眠规律，睡眠状态平稳。

3.呼吸均匀调和，运动后不喘促，不生痰音。日常汗出无异常。

4.饮食平均，食欲无亢旺，无纳差，无挑食偏食。

5.大小便正常，大便有规律，"香蕉便"最好，前不太干，后不稀。

6.皮肤腠理紧密，不疏松，有光泽，稍微黑一点儿更好。

母乳喂养

☀ 医生有话说

要舍得给孩子断奶

患者:"医生,听您的话,我给孩子断奶后,孩子脸色好多了,也不怎么受惊吓了!"

医生:"您是脾肾阳虚的体质,乳汁清稀寒凉,孩子吃了母乳不仅得不到足够的营养,反而像喝了一肚子凉水。孩子腹中阳气不足,自然脸上没有光泽,平时也就胆小而易受到惊吓。"

很多母亲听过母乳喂养的各种好处后,都很自然地认为母乳比奶粉好,能喂母乳就喂母乳。尤其是孩子身体比较弱,母亲更是舍不得给孩子断奶。其实凡事都不能一概而论,母乳喂养也是如此。临床上很多身体不好的母亲,母乳喂养的效果并不如奶粉好。

中医学认为,"乳子之母,尤宜谨节,饮食下咽,乳汁便通。情欲中动,乳脉便应;病气到乳,汁必凝滞,儿得此乳,疾病立至"。母强则子强,母病则子病,母寒则子寒,母热则子热。母亲身体禀赋的厚薄、性情的缓急,与孩子的体质、情绪大有关系。

临床上,治疗生病的婴儿,医生有时会鼓励母亲断奶,有时也会通过调整母亲的体质来治疗婴儿的疾病。鼓励断奶是因为母亲此时的身心性情调整不到位,为了不影响婴儿临床治疗效果,不得已为之。鼓励母亲继续喂奶,往往是母亲脾气不错,仅需调养母亲的虚弱体质,改善乳汁的质量,便可以加强孩子的治疗效果。

当然也有一些婴儿生病与母亲饮食不节有关。例如,有不少婴儿反复咳嗽总也不好,实际多是母乳有问题。哺乳期,母亲摄入过多水果,或高蛋白、高脂肪、高糖饮食都会影响母乳质量,婴儿吃后不能充分代谢而酿生痰浊,就易发咳嗽。

很多母亲会问:"孩子生病要忌口,为什么我也得跟着忌口呢?"俗话说,母子连心,感同身受。尤其还在哺乳期的母亲,虽然孩子已离开自己的身体,但以乳汁为纽带,母亲和孩子气血相连,息息相关。

母乳喂养持续多久应该从母亲的身体状况及孩子吃奶

后的反应考虑。通常，婴儿从出生4～6个月起开始逐渐添加辅食，8～12个月时可以完全断奶。在此期间母亲可逐渐减少喂奶次数，给孩子增加辅食量。当母亲明显身体较弱时，及时断奶、添加辅食对母亲和孩子都有好处。

哺乳期，如母亲有较明显的二便异常（大便干燥或黏腻，小便黄），明显上火，舌苔厚腻，或情绪波动较大（如易怒）的表现，母乳的质量大多不会太好，此时最好适当减少母乳喂养，以免婴儿因吃母乳而生病。所以母亲在哺乳期间一定要注意饮食、起居、情绪等。

婴儿在哺乳期间如果生病，要考虑是否与母乳有关。

关于吃饭

"吃不胖"

在临床上经常可以听到"我家孩子为啥吃不胖"这个问题。许多孩子本来挺白胖的，但是3岁以后就开始变得黄瘦，有的甚至又黄、又黑、又瘦。根据临床经验，主要有三方面的原因。

食伤

水果、奶制品、蛋糕、肉类等甜、黏、腻之品食用过多，胃肠易生湿热、疳热，这些热量蓄积就会影响脾胃的吸收和运化。"脾主肌肉"，脾虚疳积，孩子肌肉发育不好，当然瘦了。

药伤

常见的药伤是孩子一有上呼吸道感染症状，家长就立即使用抗生素和各种清热解毒中成药，并且频繁反复使用，这样很容易对孩子的肝肾造成损伤。中医学认为，肝肾是身体的基础，肝肾损伤会影响孩子的五脏发育，继而影响肌肉、骨骼的发育，故而瘦弱不坚。

劳伤

过早学习超过本年龄段的高难知识，透支太多。孩子乃稚阴稚阳之体，犹如小树苗，生机旺盛，但不抗压，不耐"摧残"。给孩子安排过多的学习，会使孩子的气血不能舒缓自在地流通，身体发肤也得不到充分滋养，从而造成瘦而软弱。

天真烂漫是童年的本色，也只有秉持天真，孩子的身心才能健康。

☀ 医生有话说

孩子春天吃不下饭

这些天门诊迎来了一大波"吃不下饭"的孩子。其中一部分家长发愁道："前几天孩子的胃口挺好的呀！怎么突然就不吃饭了呢？"另一部分家长也很发愁，孩子自从开春胃口就不好，还有点病恹恹的。

孩子内心质朴，病机也相对简单。孩子吃不下饭无外乎"太过"和"不及"两种情况。"太过"的孩子，由于春季来临，升发之气升贯全身，胃火过旺，胃口大开，食量猛增。家长一看孩子能吃，高兴之余，就放松了警惕。几顿暴食后，脾胃无力运化过多食物，便形成食积。"不及"的孩子，由于素体阳虚气弱，春季到来之时，升发之气匮乏，中阳不振，脾胃一直处于"低功率运行"的状态，自然也不会有什么食欲。

"中庸之道"渗透于人们生活的方方面面。对于孩子春天"吃不下饭"的问题，以中庸之法养护孩子无疑是最佳选择。孩子食欲好，不骤然加量，均衡饮食。孩子食欲不好，精神不振，不爱玩，不爱睡，就以稀粥、米面、蔬菜等易于消化又培补胃气的食物缓缓滋养脾胃，细水长流，呵护孩子匮乏的升发之气。

病态食欲

"看他吃饭的架势，碗都要吃了，晚喂一会儿都不答应。"奶奶看着9个月大的孙子这么能吃，心里特别高兴，更是舍不得少喂一口。可刚高兴三天烦心事就来了——孩子感冒了，整宿地咳嗽，嗓子里都是痰声，鼻涕又黏又稠也是擤了一回又一回。无独有偶，另外一位母亲也很纳闷："孩子一吃饭就来劲儿，少吃一口都不愿意，可整天无精打采，走路都喊累，这饭都吃哪儿去了？"其实，这些都属于病态食欲。

导致病态食欲主要有四点原因。

1.心火旺。当孩子特别能吃，吃得特别急、特别快的时候，往往是心火太旺所致。这类孩子不仅吃饭如此，说话做事也火急火燎的。

2.脾虚胃火。中医学认为，脾主肌肉，有的孩子坐不直，两步路都没力气走，很有可能是脾气虚弱。脾气虚弱的孩子，消化能力也会差一些。这类孩子如果经常嚷着自己想要吃这吃那，通常是中气下陷，虚火上升的"假胃火"导致的，并不是真的没吃够。这时家长要学会转移孩子的注意力，控制孩子的饮食节奏和饮食数量。

3.感冒初愈，胃口乍开。在身体恢复的过程中，"胃口"的恢复往往先于"胃气"，此时胃气尚弱，身体没有充足的力气消化大量黏腻、肥甘的食物。如果孩子此时特别想吃东西，家长要尽量进行干预和控制，否则病情很可能会反复。

4.对于婴幼儿来说，受惊吓也会导致心火不降，从而引起胃火旺盛。正常的胃气是平稳的、和缓的，孩子自己知饥知饱。

所以，孩子吃得越急，家长喂得越要慢。孩子越能吃，家长越不能喂得太饱。这个道理尽管并不深奥，却是养孩子的大智慧所在。

☀ 医生有话说

"温室"效应

一位孩子家长问医生："以前的孩子吃穿都不如现在的孩子讲究，可比现在孩子结实，是现在的孩子比较脆弱吗？"

医生说："以前的孩子夏天经常在田间小道上跑跑跳跳，捉蜻蜓，玩泥巴；冬天打雪仗，堆雪人，有非常多的时间亲近大自然。现在的孩子被'收养'在'温室'里，活动量不大，用脑却很多，所以有点儿'弱不禁风'，这样的养育方式，其实不符合孩子的天性。"

万物生长靠太阳，人也不例外，孩子必须得见阳光，要有比较充足的活动量。虽说养育孩子时要注意避风，但是也不能完全让孩子在温室中生长，温室中长大的孩子皮肤腠理疏松，身体瘦弱，温室中长大的植物都经不起风雨，何况孩子呢？

心下痞

"心下痞"是中医学的专有名词，指的是剑突下周围发生痞满不适的症状。孩子患心下痞常与饮食积滞有关。在喂养孩子的过程中，不少家长抱着"多多益善"的想法，总是喂到孩子不想吃为止。然而，当孩子出现"病态食欲"或见到爱吃的食物时，就很容易出现吃得过多、过饱的情况。造成食积后，孩子的原发病会加重或反复，如癫痫的发作，鼻炎的久治不愈，发热的反复。

怎么判断孩子吃好了，甚至吃多了呢？家长可以试试按按孩子心下，即剑突下的位置，也就是老百姓常说的"心口窝儿"。

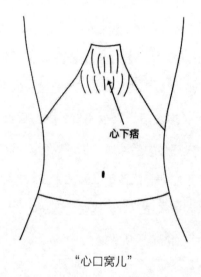

"心口窝儿"

孩子或久病卧床的老人按压此处表现出比较痛苦或感觉很疼的时候，就说明胃中已经积滞不通了。此时即使孩子还要吃东西，家长也不要盲目顺从。尤其是对于久病卧床又有癫痫发作史的孩子，家长更要时不时地按压"心口窝儿"，检查孩子是否非常抗拒。

食积

孩子发热，医生摸脉后发现其中焦郁堵，判断是食积发热。家长奇怪，孩子最近吃得一直很清淡，难消化的肉类和甜、黏、腻的食物（红薯、山药、大枣、南瓜、奶油、巧克力等）都没吃啊！

医生详细询问孩子发热前两天的饮食，找到了两个问题：一是孩子吃饭特别快。据家长说，孩子碰到喜欢吃的东西，嚼都没嚼，就咽了下去。咀嚼不充分会增加肠胃负担。大脑对饥饱的判断有一个过程，如果吃得过快，就很容易吃多，造成食积。细嚼慢咽不仅有助于消化，还能给大脑充分的反应时间。建议家长让孩子养成习惯：每次吃饭都让孩子数一数自己一口饭嚼了多少下，这样就不容易吃得过快了。二是还有一些非本地、非应季的食物偶尔吃一吃是可以的，但长时间、连续吃，就会加重孩子的肠胃负担。

☀ 医生有话说

阴历很重要

小患者的家长问医生："我家孩子几乎每个月都要病一回，而且每次生病好像都在阴历初一前后，生病和时间有关系吗？"

医生说："有关系的。中医观察到，人的气血盛衰是有节律性的。阴历初七到阴历二十，人的气血较强，月初和月末最弱，此时孩子的消化能力和抵抗力也相对较弱。"

患者家长问："给孩子添加营养也要注意避开不适合的时间吧？"

医生说："是的，孩子脾胃偏虚，食积后再受风寒，便易生病，如此也就成了'规律'，家长如果想给孩子补充营养，最好选在每月的阴历初七到阴历二十之间。要想打破得病的'规律'，就要尊重天地运行的规律。"

晚餐食量

家长都知道"晚餐要少吃点儿"。这个知识点在医生给孩子诊疗的过程中也十分重要。

孩子发热、咳嗽刚好，病情却突然反复，并且夜里很烦躁，这种情况很可能是晚餐吃得过多导致的。《伤寒论》中说："日暮微烦者，以病新差，人强与谷，脾胃之气尚弱，不能消谷，故令微烦，损谷则愈。"孩子病情好转，有了胃口，家长就赶紧给"补一补"，会加重孩子的脾胃负担，反而延长了病程。一些患有较重疾病的孩子更应该注意，晚餐一定要少吃。

人体之气的升降出入要靠中气带动，孩子中气尚弱，晚餐吃得过多，又缺乏运动，就会胃不和、卧不安，影响脾胃的运化。患病的孩子气机升降出入本就不利，所以夜间病症就更为严重，甚至会出现想睡而睡不着、哭闹烦躁的情况。即使是睡着了，身体也得不到有效休息，影响孩子康复。对于久病及免疫力较差的孩子，建议晚餐尽量以稀粥为主。

☀ 医生有话说

慢点儿喂，掌握节奏

医生对一位食积孩子的家长说："孩子因食积发热、咳嗽，最好的治疗办法当然是'少吃点儿'！"

家长说："可是不让他吃，他就嚷着饿呀！吃的时候又特别快，狼吞虎咽的！"

医生说："像虎狼一样吞咽，可不一定能像虎狼一样消化！细嚼慢咽不仅能减轻消化道的负担，还能给消化腺充分分泌消化液的准备时间。充分的咀嚼会给大脑提供'饱'的信号，吃饱了，就不再吃了。对于需要喂食的孩子来说，'慢点儿吃'尤为重要，一是因为孩子越小消化能力越弱，二是因为适度的饥饿，可以促进孩子大脑的发育。"

关于水果

水果与肿眼泡

有的孩子眼袋大，还发黑，同时脸色青白、黄白，没有光泽，甚至面目浮肿。这样的孩子是非常不适合吃水果的，尤其是非应季、非本地的水果。

《幼幼集成》中"面目虚浮，定腹胀而上喘"就是说这样的孩子腹中寒凉、潮湿，天气变化时容易咳嗽、咳喘。如果孩子每天还食用酸奶和水果，肚子里就更容易生寒湿。

事实上，水果的作用被夸大了，东方人与西方人在体质上有很多的不同，不可盲目地效仿西方人的营养观念。

水果真的去火吗

1.诊室里的对话

一位年轻女性因月经淋沥不尽前来就诊，医生诊脉后问道："最近凉的东西吃多了吧？"患者的母亲急忙回答："这几天闺女上火，牙龈肿了，听说柚子能去火，就给她吃了好多柚子呢！"

其实"吃水果能去火"是一个误区。

2.水果偏凉，上火时难道不能多吃吗

生活中，人们出现牙龈肿痛、口舌生疮、咽痛的时候，第一反应就是"上火"了。为了清热去火，喝些凉茶、吃些水果、龟苓膏、似乎可以"养生"。但不是所有的"上火"都能用清热祛火的方法解决。

中医学认为，"上火"可分为虚实两类，脾胃功能良好的人"上火"，多为内有实热，适当吃一些水果，甘润增津，可抵余热。

然而，现在的成年人和孩子，长期受空调、冷饮、寒凉药物的影响，脾胃不足、腹中寒凉的很多。腹中寒凉，胃肠蠕动减慢，食物消化慢，易生积热于胃。积热于胃，上下不交，就造成了"上热下寒"的现象。这类"虚火"，不通晓医理的人误以为是"上火"，这时吃些凉性的水果非但不能从根本上解决问题，反而会加重体内阳气的损耗。

3.怎样鉴别"虚火"人群

寒热：平时胃部及腹部怕凉、手脚冰凉者。

面色：面色暗黄无光者。

饮食：喜欢吃海鲜、冰激凌、酸奶、水果者。

4.如何养生

冬日寒流来袭，"虚火"人群更易出现上热下寒的情况，这时要注重保暖，可以用花椒煮水泡脚，也可以把花椒粒贴在涌泉穴引火归原，或将花椒粒塞进肚脐里，让上浮的阳气回到肚子里。曾经有一对夫妇来门诊，父亲是以色列人，母亲是中国人，育有一男一女，两个孩子脾胃偏寒，体质都随了母亲，一旦多吃了水果，就非常容易感冒、发热，不堪其扰。

一 水果与便难

"医生，这一段时间没给孩子吃水果，大便反而不干了！"孩子奶奶高兴地说。

其实，大便干燥也分不同情况。有的孩子大便干是因为有内热，津液消耗过度，便干难解，此为燥便。而腹中阳气不足，不能蒸腾和气化水饮，水液得不到充分利用，大便也一样会干燥。人们误以为是缺水了，而实际上是"水不缺，缺运化"。倘若大寒在腹，便难即是中医学中的"阴结"。腹中寒凉的孩子，若是再吃大量的水果，更伤阳气，大便当然就会越来越干。

便难的孩子，有的是前干后稀，有的从头至尾都是硬硬的"羊粪蛋"。尽管都是便难，表现出的丝毫差别，临床意义都会大不一样。

对待"阴结"要想方设法恢复孩子腹部的热量，比如给孩子艾灸天枢穴，理疗灯烤脚，花椒水泡脚，或者内服温通腹中阳气的中药等。而对于日常养护来说，最重要的是尽量避免损伤阳气，少吃清热药、消炎药，少吃冷饮水果等。

☀ 医生有话说

该不该吃水果

一位女性患者，苦于毛囊炎十年不愈前来就诊。

医生问："您平时是不是吃水果多呢？"

患者说："对呀，每天都吃水果的习惯已经有十来年了，不是说吃水果补充维生素C吗？"

医生说："您的毛囊炎与吃水果太多有关，多锻炼、喝红豆薏米粥能缓解。"

中医学认为，不同人的体质有较大的差异。饮食保健要个性化，有些西方的营养学观念并不适合中国人，过多食用水果，会给很多人带来湿浊的困扰，所以，吃任何东西都要适量，也要适合自己的体质。

关于喝水

孩子不喜欢喝水怎么办

"孩子不喜欢喝水"是不少家长苦恼的问题。

孩子爱不爱喝水其实是身体状况决定的。当人体阳气不足时，喝水过多就会停蓄腹中，水不气化。此时孩子是不会想喝水的，喝了肚子也会发胀。再加上现在的孩子，水果、酸奶吃得多，活动量少，水分消耗就会比较小。即便此时口唇干燥，也不一定是饮水不足的表现，很可能是因为气化不及，水液不能上腾。

西医学强调多喝水，是因为大多数欧美人内热盛，和我们的体质不一样。幼儿园老师、家长经常要求孩子多补充点水分，感冒了，多喝水；上火了，多喝水；小便黄了，多喝水……总觉得多喝水没坏处，其实这种观念并不合理。

家长可以把温开水杯放在桌子上，

一天提醒孩子两三次，"渴不渴，去喝点儿水"，或者直接试着喂一喂，如果孩子拿起水就喝，那是真的口渴缺水了；如果不想喝，或只喝一点儿就放下，往往是"不口渴"或"阳气运化不足了"，这时就不要再强迫孩子喝水了。

发热要多喝水吗？"感冒发热，多喝热水，出出汗，热就退了。"尽管我们在感冒时经常听到这样的"好心劝告"，但这个观念不一定对，这种做法并无普适性。发热分虚证与实证。多喝热水，对于实证感冒或可适用，而对虚证感冒则不太适用。

喝热水催汗是通过增加毛孔排汗达到退热降温的目的，与中医学的"解表法"相似，也叫"汗法"。《黄帝内经》中提道："饮入于胃，游溢精气，上输于脾；脾气散精，上归于肺；通调水道，下输膀胱。水精四布，五经并行。"意思是说，喝热水催汗的前提是脾胃的运化正常，水道通调。所以素体中气足、阳气旺的人外感发热喝热水催汗最为合适；若是内有湿热停饮、饮食积滞或者脾胃虚弱的人多喝热水反而可能造成饮停于中。虚弱的老人及儿童本身就最忌讳"汗法"，不可不知。

☀ 医生有话说

多喝水真的适合你吗

一个咳嗽的孩子，医生诊断为湿热内停，痰饮犯肺。

家长很奇怪："每天定时定量给孩子喂水，最少也有1000mL呢，怎么还总是生病。"

医生说："欧美国家的人爱喝冰水是因为他们的体质偏燥热，而中国人体质偏湿，且脾胃较弱，过量饮水容易造成水湿内停。孩子身体稚嫩，喝水更要适量，少喝不行，太多也未必有益。养生保健因人而异，切不可盲目跟风。"

关于睡觉

孩子为什么睡不好

睡眠可以从一定程度反映孩子是否健康，或者预判孩子的身体状况。

正常孩子：入睡快、睡前情绪稳定、睡姿固定、不来回翻腾、不易醒、不流口水、不留眼缝、睡醒后一叫就起、不赖床。

孩子睡眠不好时，家长要注意三点。

1.晚餐减量或只喝粥，全天尽量避免食用肉类和水果。

2.降低进食速度，不催促孩子吃饭，不要让孩子狼吞虎咽。

3.少看情节画面惊险刺激的动画片，惊吓及兴奋过度都不利于睡眠。如果孩子已经受了惊吓，家长要及时安抚。

吃饭和睡觉哪个更重要

来自一位小患者母亲的亲身经历。

因为孩子不爱吃饭这个事情，我曾经

深深地焦虑过……

　　每到吃饭的时候，孩子就一副没胃口的模样，哄着吃、骗着吃、看动画片吃，也吃不了多少，反而晚上要睡觉了，孩子忽然想吃这想吃那。面对孩子主动吃饭的要求，我真是高兴还来不及。然而，吃过之后，孩子睡觉满床翻滚，半夜经常醒。因为吃不好睡不好，孩子瘦瘦小小，像"黑猴子"，还经常生病。

　　孩子不吃饭我焦虑，吃的量不够我也焦虑；喝水喝得少我焦虑，水果吃得少我还是焦虑。看着孩子瘦弱多病，恨不得把肥肉直接扔到他肚子里。哎！什么时候才能长得高高壮壮。

　　这是一个恶性的循环，而以我当时的认知，这个问题好像只有让他多吃饭才能解决。

　　我也听说过"要想小儿安，三分饥与寒"和"胃不和则卧不安"，可是孩子一天也吃不了多少东西，"七分饥"还差不多；至于"胃不和"，可能吃多了就和了吧，吃多了就能睡个好觉了吧！有一次去医院，医生说了一句，孩子晚上喝完奶，过一个小时再睡觉，我还在疑惑，应该吃完了马上就睡觉才能睡好啊！

　　由此可见，当我第一次知道"孩子发烧是由食积引起的时候"是多么震惊。孩子都没吃什么东西，怎么就食积了呢？继而和医生回忆前一天孩子吃过什么，幼儿园一天三顿饭两顿加餐，回家再少吃点儿饺子、零食，睡前喝点儿奶……难道真的吃多了？！

从那天开始，我开始记录孩子每次生病前后的点点滴滴，一切疑问都有了答案。

孩子第一次吃多了，饿几天就好了，但是由于家长的焦虑，少吃一点儿都不行，孩子不吃饭得哄着吃，这使孩子的脾胃长期处于积滞的状态。不光肚子不舒服，还影响到睡眠。睡眠不好，孩子的健康和生长发育也受到了影响。

这个恶性循环，竟然解开了，而我自己，也松了一口气。

首先，我调整自己，不再焦虑孩子不爱吃饭这件事；其次，不再让孩子多吃"高营养"的食物；最后，我尽量让孩子拥有高质量的睡眠。

太多的家长把关注都给了"吃饭"，而忽略了"睡眠"的重要性。

1. 睡得好，首先要睡得早。

2. 晚饭不能吃太多，不能吃太晚，不能吃太好。

3. 吃完饭需要适量运动。如果发现孩子睡觉不踏实，家长就要反思，最近是不是吃了不好消化的食物，然后再观察孩子的表现。

4.重要的并不是吃了什么"高营养"的食物，而是吃适合孩子消化的食物，牢记"胃不和则卧不安"。

很快，我的孩子就不怎么生病了。虽然在班级里还是最瘦小的那个，但是我知道一切已经向着好的方向改变。

当我写下这个题目的时候，儿子过来看了一眼，然后说："当然是睡得好更重要。"

是啊，当时焦虑的我，怎么就不知道呢？

☀ 医生有话说

饭后百步走，活到九十九

现在，有很多生活在城市里的孩子缺乏和自然接近的机会，吃完饭要么玩游戏、看手机，要么直接上床睡觉，这样极容易导致食积。

生活在城市里的孩子饭后更要"百步走"。饭后如果立即卧床睡觉，非常不利于消化。古代即有"饱食勿便卧"的说法。饭后缓缓活动，有利于胃肠蠕动，促进消化，这就是"食止行数百步，大益人"的道理。

临床上，大多数孩子发热、咳嗽、疳积等与食积关系密切，饭量应与运动量相匹配。孩子吃完晚饭20~30分钟后适量的运动有助食物的消化，减少食积的可能，对身体很有益处。

关于营养

脾主营

中医学认为"脾主营",食物经过脾胃的运化才能成为供给身体的营养。脾胃已经很虚弱,再吃难以消化的大鱼大肉,非但不能营养身体,还会"盈",即积滞、秽浊,损伤脾胃。

万物生长靠太阳,孩子更是少阳之体,处在清阳之气缓缓上升的阶段。现在的人一方面很聪明,一方面又很盲从。最有利于孩子身体发育的是充足的睡眠、合理的运动,而不是吃海参、吃鸽子、吃燕窝、吃冬虫夏草、吃蜂王浆……养孩子一定要"先扎根,后施肥"。

山药适合所有人吃吗

最近几年,山药被宣传成一种"养生圣品"。很多观点认为,多吃山药对身体有好处。

《道德经》有言:"天下皆知美之为

美，斯恶已；皆知善之为善，斯不善已。"在这个信息爆炸的时代，我们可以获取一些有用的信息，也可能被一些"包装"过的信息蒙蔽。

对于山药，我们应该问自己几个问题：

山药的作用到底是什么？

山药真的补一切虚损吗？

当代人的身体真的虚吗？

山药真的适合所有人吗？

《神农本草经》中说，"薯蓣（山药），主伤中，补虚羸，除寒热邪气，补中益气力，长肌肉。久服耳目聪明，轻身不饥，延年"。《神农本草经》约成书于后汉，在那个年代，很多人挨饿受冻、面黄肌瘦、不耐寒热，存在书中说的体虚、羸弱、多病的问题。此时服用可以补虚、益气力的山药，固然能长肌肉、不饥、延年。但若是处在营养过剩的年代，是否还需要再用山药去滋补身体呢？同时从"不饥"这个词中也能看出来，服用山药是很管饱的，说明它非常不易消化，对于脾胃较弱的人来说，吃一块山药需要花很长的时间来运化。

中药学认为"山药，补脾养胃、生津益肺、补肾涩精"。从描述中可知，山药主要补的是阴实的部分，即人体中的有形物质。《黄帝内经》很早就告诉我们"阳化气，阴成形"，即人体内阴实的部分需要依靠阳气的推动才能转化成身体需要的能量。阳气偏盛的人吃一些山药可以运化成身体所需的营养；阳不足的人，补阴为不当，必会加重阳虚不运，形成痰浊。中药学还提道："山药养阴能助湿，故湿盛中满或有积滞者忌服。"即感觉肚子胀、痰多、痞满不适或者平时容易食积的孩子都应谨慎服用。

山药的服用禁忌在古代就引起了不少医家的注意。元代朱丹溪在《本草衍义补遗》中提出："单食多食，亦能滞气。"明末清初陈士铎在《本草新编》中说："世人往往有胸腹饱闷，服山药而更甚者，正助脾胃之旺也。人不知是山药之过，而归咎于他药，此皆不明药性之理也。盖山药入心，引脾胃之邪，亦易入心。山药补虚，而亦能补实，所以能添饱闷也。因世人皆信山药有功而无过，特为指出，非贬山药也。"同时期的王孟英在《随息居饮食谱》中明言："山药，肿胀、气滞诸病均忌。"近代《饮片新参》中也注明："山药，脾胃湿滞者忌用。"

如今，生活条件优越，别说米面，就是鱼肉也不缺。现在的孩子已经很少有饿过肚子的，医生在门诊上每天接诊最多的就是因为吃得太多或吃得太杂而生病的孩子。山药所补的因饿肚子而产生的体虚已经越来越少了，大多数乏力、懒动、看似体虚的人，其实并不是真的营养不够，而是"不能运化"。这样的人若长期食用山药，会造成什么结果呢？在门诊上有很多因过食山药而生病的患者，在这里举几个典型案例分享给大家。

案例1

某女，5岁，以长期便秘来诊。面色黄，下眼睑紫，嘴唇红，手心黏，腹胀。家长很注重养生保健，经常给孩子吃山药、红薯、八珍糕等，想要帮孩子健脾，但孩子的大便总是干、排便时间长。

孩子本属于脾虚型体质，脾胃运化能力较弱，再加上长期食用山药等不易消化的食物，加重了脾胃负担。在孩子忌口一段时间后，家长反馈大便有了明显改善，而且脸色也比之前好了很多。

案例2

某男，4岁，以咳嗽、痰多两个多月来诊。鼻头泽、舌苔水滑、腹胀，家长说孩子只要一去幼儿园就咳嗽，拿出幼儿园食谱一看，基本每天不是蒸山药就是山药粥。

孩子本属于脾虚痰湿型体质，若再食用滋阴食物，定会加重体内痰湿，故而咳嗽总是反复。

案例 3

某女，34岁，以口腔内扁平苔藓来诊。手脚凉，心下痞，咽喉总有痰难咳出，经询问后发现平日喜食山药。

此患者属于阳不足，痰湿在中，长期食用山药导致阳不化阴，湿浊上泛口腔，而形成的口腔内扁平苔藓。

案例 4

某男，3岁，以湿疹来诊。家长说以前有医生诊断孩子为脾气下陷、湿浊内生。于是家长自己在网上查山药可以补脾，就给孩子烤山药吃，谁知越吃湿疹越重。

中气不足的湿疹患者应先补脾气、化湿浊，而不是先补脾阴。阴质多而阳气少会加重湿浊的产生，不仅脾胃更差，湿疹也会更重。

案例 5

某女，40岁，以黄褐斑来诊。患者说生孩子后想补补身体，吃了一段时间的山药后发现脸上的黄褐斑越来越多。产后女性气血虚，当阳气不足不能化阴时，常吃一些滋阴的食物会导致湿浊瘀滞，轻则形成黄褐斑，重则可能患脏器囊肿或结节。

类似的案例不在少数，是否能吃山药一定要看自己的体质。平时连肉类都不易消化之人，就更不易消化山药了。

当然也有患者存疑，为什么医生开的方子里有山药，却不让我们自己吃山药呢？其实一个完整的处方，不是几味药的简单堆叠，而是不同药物之间的相互作用。有山药这类的滋阴药存在，就会有相应的阳药来配合，让方剂整体补而不滞。山药本身没有好坏，不过它适合阴虚血少之体质，脾胃运化较弱之人则须慎用。

牛奶与乳糖不耐受

在大多数人的印象中，喝牛奶的孩子与个高和壮实画上了等号，牛奶有营养、能补钙、味美、价廉，简直是完美的食物。临床上，患者或者患者家属在得知需要忌口时，问得最多的问题就是"能不能喝牛奶？""能不能喝酸奶？"

那么，牛奶到底能不能喝呢？

在"喝奶热"兴起之后，有一种症状也随之流行，叫作"乳糖不耐受"。乳糖不耐受是因为消化乳糖的乳糖酶缺乏引起，主要表现为非感染性腹泻、腹痛腹胀、时有呕吐。

从中医学角度看，乳糖不耐受与脾胃虚寒相关。如果脾胃健康，乳糖不耐受的情况也会随之改善。就如同有些孩子对一些特定的食物过敏一样，经过调理脾胃后，过敏就能得到很大的改善。乳糖不耐受如果出现在成年人身上，很可能因为工作压力大、熬夜、焦虑等导致的。

从药性上看，牛奶味甘，性偏寒，《本草经集注》中提道："牛乳，微寒。主补虚羸，止渴，下气。"乳糖不耐受的人多半也是脾胃虚寒之人。而脾胃虚寒的孩子如果长期饮用牛奶，脸色会越来越清白，眼袋大，睡觉时会流口水，甚至长湿疹。

临床上，孩子咳喘、呕吐、腹泻、癫痫、湿疹，只要出现脾胃虚寒病症，就要尽量减少牛奶的摄入。

当然，也有能消化牛奶的人群，比如畜牧业发达的游牧民族，世代都吃肉喝奶。游牧民族通常生活在一望无际的大草原，那里日照充足。牧民每天放牧，活动量大，休闲娱乐都是摔跤这种高强度体育运动。这种环境下长大的孩子，多半体质阳偏盛，脸色由于光照黑里透红，壮得像牛犊，喝奶吃肉也不容易食积、生病。

由此可见，孩子能不能喝牛奶，要先辨明体质，具体情况具体分析，不可一味盲从。家长需要观察孩子喝奶后有什么表现，然后再决定要不要喝、喝多少。当然了，脾胃虚寒就少喝点儿。尤其是酸奶，脾胃虚寒的女性喝了，白带还会增多。

　　总之，要消化牛奶这种"高营养"食物，日照和运动也要同时跟上。物无美恶，过则成灾。

☀ 医生有话说

不 长 肉

　　"每天都变着花样给孩子做好吃的，可还是不见他长肉"，说着，姥姥又摸了摸孩子枯黄的头发。孩子面黄肌瘦、无精打采、不想吃东西，这是典型的疳积表现。看似极"虚"，实际上是"积"住了，所谓"大实有羸状"。推陈才能致新，当务之急是消积理脾。

　　养生之道，以通为贵。盲目加强营养，造成积滞，反而会妨碍营养物质的消化吸收，从而造成营养不良。

关于穿衣

光脚与咳嗽

孩子咳嗽总是反反复复，吃药的时候咳嗽见好，药一停又开始咳嗽，这难道是"药不能停"？

复诊的时候，医生一摸孩子的脚，很凉，尤其是脚后跟，这是典型的腹中虚寒。孩子最近没吃水果，也没喝酸奶，穿得也不少。寒，到底从哪里来的？

经过医生的仔细询问，原来孩子喜欢回家就脱鞋袜，光脚在地板上跑。这就找到问题的根源了。家长很疑惑："孩子喜欢光着脚在地板上跑，对身体有这么大影响吗？地板是木头做的，也不凉呀！更何况，现在家里已经有暖气了。"

以下三个问题家长需要先弄清楚。

1.为什么孩子爱光脚

孩子爱光脚是因为感觉热，而家长需要知道是真热还是假热。实热于内，热势外张，体肤喜凉，这是正常的现象；而阴阳二气不相顺接，阳气不得入里，虚热在足，这种热就不好了。"虚热在足"最常见的原因就是家长养护不当，孩子吃了不易消化的食物，造成中焦积滞。孩子阴阳不交，往往容易烦躁多动，喜欢脱袜子光脚。如果孩子素体虚弱，加上饮食寒凉而阳损，腹中阴盛，格阳于体表，造成身体假热，就更愿意光脚了。

2.光脚后邪气是如何侵入身体的

孩子的脚如同树的根，足三阴经分布于足底，尤其脚底涌泉穴为足少阴肾经起始处，最易受寒。孩子光脚踩地板，寒邪就会沿着阴经循腿入腹。若腹中阳气不足，寒邪就会进一步上逆，上膈入肺。寒邪不断流入体内，就会造成孩子反反复复地咳嗽。

3.如何救治和养护

取花椒3～5克煮水，水开之后再煎5~10分钟，如果水温较热可加入适量凉水，泡脚5～10分钟。水温37~40℃，以不出汗为宜。

少喂孩子肉类与水果，减轻胃肠负担，促使三焦上下通畅。阳虚严重的孩子可在晚上睡觉时穿宽松的袜子。

☀ 医生有话说

光脚与上火

一个小患者因虚胖来诊，家长拿完药后第二天给医生反馈："孩子吃了药以后眼睛胀痛，鼻子上起了一个小疙瘩，这是吃中药上火的原因吗？"

医生问家长："吃药期间有没有给孩子吃凉的东西呢？"

患者家长说："没有吃凉的东西，但是孩子一直吹空调，家里的温度比较低。"

医生说："您家的孩子脾胃虚弱，阳气不足，如果过多地接触寒凉，就会导致心火不降，出现"上火"的症状，建议调节家里的空调温度，并且用热水给孩子泡脚。"

第二天随访，孩子已经无眼鼻之痛苦了。

脾胃虚弱、阳气不足的孩子应避免接触寒凉，不然寒气从脚部逆袭而上，逼迫心火不降，就会表现出"上火"的症状，比如咽痛、头疼、烦躁，等等。

所以，孩子的脚，一定要护好。尤其是久病卧床不起的孩子，最好穿上薄薄的袜子。

防贼风、防邪气

虚邪贼风，避之有时。若再加上天气变化，孩子就很可能因受风引起各类疾病迁延不愈。如何防止孩子受贼风邪气的侵扰，主要有以下几个护理要点。

衣着

温而不热，爽而不汗。

①家长用手摸一摸孩子脖颈后大椎穴附近的皮肤，如果觉得干爽但不冷，说明衣物薄厚较为合适。如果孩子衣物穿得过多，容易捂汗受风。

②大风天气，要保证孩子大椎（脖颈后）、肚脐与脚踝三处有衣物遮挡或覆盖。贴身衣物一定要合体，保证孩子肚脐不受风。

③如果室内外温差较大，应及时给孩子增减衣物。由室外进入室内温暖环境时，及时脱下部分衣物，防止出汗。若出门前发现孩子已经出汗，需给孩子加上帽子（但不可过厚）、薄围巾，防止外出途中受风。

④室外活动出汗后，需及时披上外衣。

饮食

①遵循"早饭吃好、午饭吃饱、晚饭吃少"的原则，避免晚饭"补偿式"暴饮暴食。

②身体健康的孩子，应避免过度食用各类糕点、各种煲汤及其他滋腻食物，以保证孩子肠胃通畅。素体较弱的

孩子，遇到二十四节气及大风降温、雨雪天气时，建议饮食清淡。晚饭可食用软面条、粥汤、炖菜等半流质、易消化的食物。

居住

①供暖之后，室内温度尽可能控制在22℃左右。若无法调节温度，可在孩子不常去的屋子（如阳台、厨房等）开少许窗缝适当通风，防止孩子睡着后、出门前因室温过高而毛孔大开。

②在室内很温暖的情况下，也尽量不要让孩子光脚踩地板，或长时间趴在温度较低的木制沙发、飘窗等处玩耍。

户外出行

①脾胃虚弱的孩子不建议参与涉水、冰上或者其他大量消耗体力、易大量出汗的户外活动，冬季也尽量不去游泳馆。

②孩子室内运动玩耍出汗后，须待汗落下方可出门。

③遇到大风降温、雨雪等恶劣天气时，素体亏虚、患病尚未痊愈的孩子，建议当天请假，居家休息。

应急外治法

①受寒的孩子，可以选用花椒煮水泡脚。

②食积受风发热的孩子，可以将棉球蘸一些藿香正气水塞进肚脐，或将4支藿香正气水加入温水中泡脚。

③受风的孩子，可以用生姜、大枣各20克煎水泡脚。

相关禁忌及须知

①在没有得到专业人士指导时，不建议轻易尝试任何食疗方法、外治法（小儿推拿、艾灸、针灸等），避免错误处理导致情况更加复杂。

②孩子出现受风症状时，切勿盲目使用消炎类、清热解毒类、消食导滞类的西药与中成药，应在医师指导下对孩子的情况进行处理。

③孩子出现受寒受风症状时，不要盲目让孩子大量饮水，也不要盲目地给孩子捂汗。

④尽可能调整家中暖气温度，减少孩子内热上蒸、出汗再受风的情况发生。

⑤许多城市冬季供暖充足，屋内炎热，集体供暖无法调节室温时，有些家长会选择水果、冷饮缓解孩子口干体热，这种做法有待商榷。适当开窗降低室温，准备糖盐水

（糖、盐量非常少）、柠檬水等饮品，孩子口渴之时，将饮品稍稍加热至微温服用即可缓解。

☀ 医生有话说

冬季暖气别太暖

一位患者家属问医生："孩子冬天容易感冒和咳嗽，发病时间好像都在暖气开了以后，孩子感冒咳嗽和暖气有关系吗？"

医生说："有关系的，家中暖气太足，室内温度过高，孩子毛孔过度打开，腠理疏松，一旦外出，即使穿衣很厚且严实，也会感冒的。"

"冬天就要冻一冻，夏天就要热一热。"毛孔调节要随四时，建议家长们注意室内温度，以孩子皮肤不热，也不出汗为好。屋里温度不高时，可在家穿毛衣，小坎肩，冬天稍微凉一点儿不怕，就怕温度太高，孩子反而容易感冒。

阶梯层级饮食法

减少孩子生病有没有具体、可操作的方法？对家长来说，最简单有效的方法就是"饮食调控"，为此我们总结了"阶梯层级饮食法"。

食物要转化为营养，需要脾胃的运化，而脾胃运化不同食物的能力是不一样的。

食物难易消化的层级

根据消化食物从易到难的程度，我们将食物分成六个层级。

第一层级：粥。

第二层级：米面五谷类主食。

第三层级：大部分蔬菜。

第四层级：牛奶、鸡蛋。

第五层级：肉类、水果、酸奶、糕点。

第六层级：海鲜。

运化能力

人体脾胃的运化能力与天、地、人三

个因素相关。

天：在一日之中，晚上脾胃运化能力最弱。一月之中，阴历月末、月初脾胃运化能力最弱。一年之中，应季的水果蔬菜往往与当时的脾胃运化能力相适应。另外，脾胃的运化能力也与天气变化相关，大风天、大雨天脾胃的运化能力往往会下降。

地：俗话说"一方水土养一方人"，生活在内陆的人消化海鲜的能力会比生活在海边的人弱。北方孩子对南方或者进口的水果消化能力较弱。消化不了就容易生痰生湿。

人：孩子年龄越小，脾胃越弱，越容易食积。婴幼儿辅食要逐渐添加，且循序渐进（加辅食后出现大便不正常，睡眠受影响等"逆象"，说明此种食物还不适合添加）。内陆的孩子两三岁之前尽量不食用海鲜，五岁之前少吃肉类。感冒（包括感冒初愈）、情绪紧张、压力大时脾胃运化能力往往会下降。

及时调整

及时调整才能适应脾胃的运化能力，满足孩子的营养需求。

进法：从第一层级开始根据天、地、人三要素逐级稳步推进。

退法：如果出现了"逆象"，说明脾胃不能承受此层级的饮食，须回到上一层级。

退法的判断标准为：眼袋肿大发暗、晨起有眼屎；舌苔厚腻或水滑、口臭；手心发黏发热；腹胀；小便发黄，大便黏腻；食欲减退或亢进；睡卧不安、梦话多。

☀ 医生有话说

身体变化以七为单位

中医对于疾病康复的理解，在《易经》里有"七日来复"之说，也就是说疾病的周期是7天。它提示我们疾病的发展、传变，好转与痊愈的节律与七有关。简单来说："七日"是疾病（尤其是外感病）恢复的基本周期，如感冒从发病到彻底痊愈至少需要7天。而对于大部分慢性病来说，要痊愈须经历3个周期，即"三七二十一"天。不少患者经治疗后症状缓解或消失，以为没事了，便不管"三七二十一"，不注意忌口、不注意休息导致疾病复发或病程延长。好多孩子感冒咳嗽反复难愈，也是因疾病刚一好转便开始食用生冷、油腻之物造成的。

小儿常见病篇

PART TWO

孩子生病，家长先不要焦虑

孩子生病家长很焦虑，其实没有必要，有时候让孩子扛一扛，孩子是可以自愈的。家长之所以焦虑是因为不知道该怎么做。

以下几点，请各位家长留意。

1.发现孩子有发热苗头，立即清淡饮食，立即减食，只吃简单的食物（稀粥、软面条等）。此时不可再进食肉类或者肉汤等，会造成孩子高热持续或惊厥。

2.高热时，先观察孩子的精神状态，若精神尚可，可以物理降温；若精神萎靡，立刻就医。

3.孩子要水喝，就少量多次喂水；孩子不愿意喝水，就用水蘸一蘸孩子嘴唇，润润嗓子即可，不必强求。

4.不盲目吃药。

5.孩子生病时，家长要沉着冷静，理智面对。

以前的医疗条件没有现在好，孩子得

病，家长只有到实在好不了的时候，才偶尔看看医生。孩子一整个冬天脸上挂着鼻涕是常有的事，由于用药少，身体反而结实。过度依赖药物，免疫力反而会越来越差。

—

感冒

生活中我们发现每到供暖停止之际，孩子都会"扎堆"生病，这是为什么呢?

暖气不要太热

中医学认为，在冬季孩子应该适当地冻一冻，才利于阳气的潜藏，增强阳气的卫外功能，这样来年春季就不易生病。北京常常在每年的11月中旬（立冬前后）天气刚要变冷时开始供暖，若家长再给孩子穿得过多，孩子很少有机会主动地抵御邪气，久而久之，皮肤肌腠变得疏松，卫外能力必然下降。然而当第二年3月中旬停止供暖时，北京倒春寒现象又比较明显，气温骤降，此时受凉感冒也就不足为怪了。

饮食问题

现在的孩子几乎每日必有反季节水果、酸奶、糕点、肉类等，脾胃难以承受，运化不开，痰湿积滞蕴蓄于中，再遇风寒外闭，表里不通，出现咳嗽、咳痰，或呕吐、腹痛、腹泻就是必然的了。

一点儿建议

百姓常说"若要小儿安，三分饥与寒"是很有道理的。因此在冬天，家长们可以把暖气温度适当调低一些，或开窗通风，使室内不要过于温暖。另外，监督孩子饮食，少吃反季节水果，以应季蔬菜和五谷杂粮为主。

☀ 医生有话说

不能不知的"内外合邪"

遇到感冒发热，我们都知道是"着凉了""受风了"，这是外邪，却不知道得病还有"内应"。很多孩子每次感冒发烧都是固定的症状：咽痛、流黄涕、咳嗽。这是因为这些地方存在"伏邪"做内应，一受外邪，"内应"立马起来捣乱，这种情况就叫作"内外合邪"。这也是我们一直主张孩子应少吃甜、黏、腻食物的原因。不易消化的食物一吃多，里气停滞，伏邪便会滋长，这时稍有风吹草动便极易形成"内外合邪"。如果里气顺畅，胃肠通达，无内应，即使有外邪侵犯，症状也不会太重。堡垒最容易从内部攻破，平时注意饮食，不滋长"伏邪"才是防病高招。

小儿慎用退热药

小儿发热，家长心急。一两个小时不退再吃一次退热药，再塞一个退热栓。大汗淋漓后，热暂退，旋即又起。每次发热都如此折腾，孩子仅仅体质下降一点儿还算是幸运的，有脑病、先天不足的孩子，最常见的就是癫痫发作加重或复发，甚至会有生命危险。有的孩子抽得频繁，连一口水都喂不进去。这在中医里称之为"厥逆"。阳气不足，风寒之气肆虐于里，无法无天，此亡阳也。

凡是让孩子大汗淋漓的退热药，一律不要多吃。退热最忌讳一次大汗猛退，逐渐退热才是正常的。退得越快，复发得越快。

临床上，孩子一定要慎用美林、泰诺林、吲哚美辛等药物。不得已也是小量用，尽量物理降温，家长辛苦一点儿，镇静一点儿，远期效果更好。

☀ 医生有话说

小儿发热莫着急

刚到阴历月初，着急上火的家长们纷纷抱着发热的孩子求诊，焦虑不已。其实阴历月初孩子经气来复，体内正气有力抗邪才导致发热，并非坏事，只要孩子精神、饮食、睡眠尚可，在此期间的发热就不必过于担心。

小儿惊热验方

惊热，顾名思义因受惊而发热。多表现为突然发热，没有流鼻涕、打喷嚏等症状，用美林等退热药或物理降温很难退热。惊热常见于平日脾胃虚弱、胆子比较小的孩子。

由于此类发热用一般的方法很难退热，故家长往往选择到医院打针、输液，这样做的结果只能进一步损伤孩子的脾胃功能。经过临床实践，这里提供一个验方供家长参考，但需要在专业医生的指导下使用。肉桂、炙甘草、煅石决明、煅牡蛎、远志、白薇各适量。水煎30分钟后，晾至适温，泡脚，每次泡10分钟左右。若确为惊热，一般泡1~2次即可退热。

《黄帝内经》怎么认识咳嗽

黄帝问曰："肺之令人咳何也？"岐伯对曰："五脏六腑皆令人咳，非独肺也。""肺令人咳"这样的认识是只见树木不见森林，"五脏六腑皆令人咳"才是具有整体观念的中医医学知识。

"五脏六腑皆令人咳"一句话就说明了古人看病是将人看成一个整体，任何症状都是从整体去考虑的，亦是整体视野下的局部。

帝曰："愿闻其状？"岐伯曰："皮毛者，肺之合也，皮毛先受邪气，邪气以从其合也。其寒饮食入胃，从肺脉上至于肺则肺寒，肺寒则外内合邪因而客之，则为肺咳。"

"合"字的甲骨文写法是两口相连。皮毛者肺之合也，意思是说，皮毛和肺就跟两个口一样，是贯通着的。

但是，为什么有的人受了风寒会

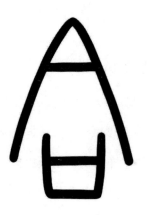

甲骨文的"合"

咳嗽，有人却没有？"皮毛先受邪气，邪气以从其合也"。感受风凉时，风寒邪气已经进入了皮毛这个口，在肺的门口等着了。这时候风寒邪气能否进去的关键点是"内应"。

"其寒饮食入胃，从肺脉上至于肺，则肺寒，肺寒则外内合邪，因而客之"。孩子为什么会咳嗽？在幼儿园或在家是不是食用了冰箱里的水果？是不是喝了酸奶、凉牛奶？寒邪入胃又到肺里，于是肺变得寒凉。内外夹击，于是出现了咳嗽。因此，古时医家已经认识到，咳嗽是内外因素共同作用的结果。有的人有鼻炎但不咳嗽；还有的人鼻炎没得两天，却出现哮喘了（哮喘比咳嗽的程度还要严重），其实都是这个原因。

一旦发觉自己受寒，首先不要再吃凉的了，也不要吃肉，吃饭只吃三五成饱，每天喝汤或稀粥也行，这样两三天就能缓过来了。别人咳嗽了，发烧了，我没事。因为我不促成这两个因素的和合，寒气就进不来。随着正气来复，就把邪气从皮腠里撵出去了。如果邪气走不了，它就会一直待在那儿。

☀ 医生有话说

全家人得一种病是因为相互传染吗

一个咳嗽的小患者被诊断为风痰湿浊伤阴。

小患者的母亲问："此病是否传染？"

医生答："不是传染病。"

小患者的母亲又问："为何我家人人都咳嗽起来了呢？"

医生反问："发病前是否吃过大餐啊？"

小患者的母亲回答："全家吃了一次羊蝎子。"

医生笑道："病不传染，贪吃'传染'。此病是由过食风发（动风发疾）之物而起的。春季气温变化快，此时过量食用此类食物极易诱发伏痰引起咳嗽，吃的是同一锅饭，所以不免都中招。"

小患者的母亲哑然。

饮咳

临床上会遇见一些小患者，平时身体素质非常好，但就是咳嗽很长时间不见好，中药、西药都用了，咳嗽依然剧烈，没有减轻的迹象。根据临床观察，其中有相当大一部分属于中医所说的"支饮"。这种咳嗽，往往发生在夏季。

发生支饮咳嗽的小患者通常有三个特征。

1.天气非常热时，运动或外出玩耍后喝水非常多，且喝水速度非常快。

2.不爱动，常吃冷饮、奶制品、冰箱里的水果、外地的非应季水果，且在吃以上食物时吹空调。

3.刚开始流鼻涕、咳嗽，家长就用止咳糖浆或酸梅汤"压一压"。

这类孩子的肺泡里藏有大量的黏液。这些黏液很难排出，而且容易滋生细菌，形成饮热。饮热一旦形成，稍有"风吹草动"就容易引发咳喘。

越是"顽固"的疾病，越是源于"顽固"的不良生活习惯。

吃"三多"

一个小患者的母亲说:"她吃饭很好啊!水果吃得多,蔬菜吃得多,鱼吃得也多。"

医生收回号脉的手,接了一句:"不吸收的也多。"

这个经常咳嗽的小患者,躺下就咳嗽,总是不好,把家长折腾得够呛。家长们千万不要认为孩子吃得多就是消化好,好多孩子实际是"食而不化",表现为手心发黏、肚子胀、小便黄、头发黄等,所以减食、忌口、多运动才是对证良药。

三岁孩子的顽咳

一个小患者痰黏难出,久治不愈。医生不得已用了给成年人用的化痰峻药才使得痰化而嗽减。如此顽固的痰从何而来?原来,小患者七八个月大时,就能吃小半碗涮羊肉。孩子小的时候,脾胃功能不健全,吃进去的这些肉就会慢慢转化成胶状的痰,这种痰非常黏,也很难化。

家长注意:孩子长到五六岁时,消化功能和呼吸功能才逐渐健全。孩子年龄越小,消化能力越弱,吃肉越多,产生的痰越多,痰越难化。

二便

孩子不解大便，家长真着急

有些孩子两三天不大便，家长就开始着急了；到了六七天，家长更是忍受不了，好像"比自己便秘都难受"，必须想各种办法让孩子把大便解出来。

其实各位家长不要急于给孩子通便，因为孩子不排便的原因非常多。在原因没有找到的时候，就慌忙地给孩子通便是非常不明智的，很可能会伤到孩子的中气和脾胃。

家长可以观察孩子的小便：如果小便比较清澈，不是非常黄，家长就不必过于着急，可以再等等；如果孩子六七天不大便，没有表现出烦躁或者不适，家长也不用过于担心，可以揉揉孩子的肚子，让他适度运动，有可能大便就解出来了。家长一定要相信人的身体有强大的自我修复能力。

只有孩子特别想解大便又解不出来、表现得特别烦躁、表情非常痛苦时，再去帮孩子通便。这个时候可以选用温和的蜜煎导，蜜煎导可以在网上买，也可以自己做，非常简单、方便。

为什么不推荐频繁给孩子使用泻下药呢？因为泻下药无法解决孩子的根本问题，并且会让家长误以为，只要孩子解不出大便就可以使用泻下药，这样就容易陷入依赖泻下药的"恶性循环"。

☀ 医生有话说

溺爱

上午门诊，医生遇见一个便秘的小患者，小患者的母亲觉得很奇怪，孩子每次去姥爷家住几天就会便秘。

医生问："孩子在姥爷家要什么就给买什么？孩子想吃什么，就一直喂什么？谁劝他也不听，以为这就是对孩子好？"

小患者的母亲惊道："您怎么知道的呀？"

医生回答："真正明智的长辈会发自内心关爱孩子的身心健康，而不是一味地溺爱。对孩子的教养其实是家长心性的反映。明知溺爱不好还不能自已，反过来也说明家长性格不通达。所以说'从一个孩子身上可以看三代人'的说法还是很有道理的！"

便秘是因为"上火""缺水"吗

门诊上几乎每天都有因为便秘、便干来就诊的小患者。追问他们的家长，家长认为便秘是因为"上火""缺水"了，于是喂食各种生的、熟的、蒸的、煮的水果，或者一天必须让孩子喝够多少杯水，甚至还有不经过医嘱，"自作主张"地给孩子买各种清热祛火药。

这些行为对吗？孩子便秘、便干的真相是这样吗？

我们先简单地了解一下食物消化、吸收、排泄的过程。食入于口，先到达胃，经过胃的简单消化变成食糜后入于小肠，在小肠里经过充分的消化后，精华部分被吸收，糟粕则传入大肠，最后排出体外。所以，《黄帝内经》讲："大肠者，传道之官，变化出焉。"

那么大肠的传道变化容易受到什么因素影响呢？

对于孩子来讲，肺的宣降、脾的运化、心的镇定是最重要的。

1."脾约"便秘

根据中医学的藏象理论，肺主宣发肃降，外合于皮毛，内与大肠相表里。皮毛受邪，肺气的宣降就会失常，大便也会受到影响。治好了孩子的外感，便秘、便干自然就好了，这就是老祖先的"提壶揭盖"理论。孩子受寒感冒后，喝一碗热面汤，出一点儿微微汗，大便就容易解下来了。所以，治疗孩子这种便秘首先需要宣透皮肤，大量饮水、吃水果或者吃清热祛火的中成药则是错误的。这种便秘，中医学也称之为"脾约"，乃肠管蠕动受限，大便无力排出。这种情况，多见于爱感冒或有鼻炎的孩子。

2."受惊"便秘

临床上，还有一种常见情况是"受惊"便秘，即与胆量、惊吓有关的便秘，这一点非常容易被家长忽视。这种便秘与清热祛火更没有关系。中医学认为，心主神明。《黄帝内经》讲，"心者，君主之官，神明出焉""主不明则十二官危，使道闭塞而不通"。孩子的五脏生长发育尚未成熟，脏气不壮，易受惊吓。看恐怖、惊悚的动画片，突发的响动，家中的吵闹等都可成为"元凶"。孩子受惊吓后，心神不安于内，容易出现睡眠不安、急躁、苦恼等情况。中医学认为"惊则气乱"，气乱则自无上下内外。故惊不平，就不能解决便秘。

我们在临床中遇到的便秘小患者，十之六七都不是真正的实热证或食积便秘。中医治病遵循"百病必求于本"的原则，便秘的原因没有弄清，不可贸然施治。有的家长让孩子吃水果减轻便秘并不可取，尤其是女孩子大量吃水果会导致寒湿留存体内，将来到了行月经的年纪，很容易手脚冰凉、痛经、长痤疮等。

如果没找到孩子便秘的根本原因，先不要着急，可以给孩子揉揉腹，领孩子爬爬山，用最简单的方法。

☀ 医生有话说

"润便"不等于"通便"

有位阿姨患有顽固性便秘，于是经常吃红薯、蜂蜜、香蕉之类的食物"润肠通便"，不过效果时好时坏，最近反而突然严重起来，怎么"润肠"也没用了。实际上，这位阿姨是湿浊热积导致的便秘，所以长期食用甜、黏、腻的食物，反而加重了湿浊热，更难通便。

便秘的原因是很复杂的，现在有些宣传不太全面，患者的理解能力也相对有限。一些家长对"润肠通便"这个词非常熟悉，一有便秘就想到用蜂蜜、水果"润肠"，这种方法对肠燥便秘有效，但对于阳虚、气虚、精亏、湿浊、情绪等原因引起的便秘，不但没有效果反而有害，所以"润肠"与"通便"并不能画等号。

小便发黄

小便的颜色是判断孩子是否健康的一个重要标志。

对于平日身体属于热、壮、实的孩子来讲，小便发黄可能意味着孩子体内的热量过高，此时要减少孩子摄入高热量的食物。糖吃多了会生湿热，肉吃多了会生痰热，这两种情况皆可导致孩子小便发黄。

但并不是小便发黄就是热证。对于平日脾胃虚弱的孩子来讲，小便发黄很可能是因为五脏功能下降，中气不足，不能完全排出代谢产生的废物，中医学称之为正虚邪恋。有泌尿系统感染的老年患者，越吃清热药小便越黄也是这个道理。遇上阳虚过甚寒湿在内的患者，小便不但发黄而且黄赤如有血，就更不能用清热药了。

辨证论治是中医诊断的基础，每个患者的自身情况都不同，所以治疗的时候也要因人而异。不可认为小便黄就是热证，舌苔黄就是热证……

☀ 医生有话说

心火让人口渴

医生问："您口渴吗？"

患者点点头："我整天水杯不离手。"

医生问："水喝很多也不解渴？喝完就想上厕所？"

患者说："是呀，就是这样的！"

医生说："这种情况是心火太旺，心肾不交。心主火，在上；肾主水，在下。心火需降到肚腹与肾水相交，将"水液"蒸腾气化为"津液"才能滋润全身。所以从某种意义上说，有时'渴求和欲望'太多，身体就会'渴'。这种渴，喝水没有用，心火是水浇不灭的。"

五官

鼻炎

慢性鼻炎

许多家长一提起鼻炎就"谈虎色变"，其实了解发生鼻炎的原因，就不用这么紧张了。

鼻炎多因鼻窍不通利、病菌滋生所致。西医只关注到了病菌滋生，却忽略了鼻窍的环境问题，即鼻窍的通透性。从中医的角度看，鼻炎多为"汗出不透或表证不除"，即感冒未得到正确治疗，体表通透失常导致。鼻窍属表，所以中医治疗鼻窍不通利多采用发汗的方法。西医让喝热水、洗澡促使身体出汗，两者道理差不多。

感冒时鼻塞、流鼻涕是常见症状，若不按中医理论次第治疗，着急吃抗生素或清热解毒类中药，反而无法根治感冒。过早使用清热类的中药会延迟鼻窍再次打开的时间。所以，治疗鼻炎，尤其是小儿鼻炎，重点在开通表里。表里通泰，何病有之。天地通泰，万物相偕。

过敏性鼻炎

一些孩子被诊断为过敏性鼻炎，家长得知"可能会变成哮喘"后十分恐慌。其实过敏性鼻炎之所以会加重变为哮喘和过敏导致的窒息，取决于两个原因：过敏原和免疫力，中医学称之为痰浊邪气与正气。

如何抑制孩子痰浊的产生和发展，前文已经讲过，就不再赘述了。保护孩子的正气，最重要的一点就是少用药：少用抗生素，少用清热解毒药，少用祛火药。一些患有鼻炎的孩子，因为频繁使用药物，反反复复最终变成过敏性哮喘。

施肥与鼻炎

☀ 医生有话说

施肥不能太多、太过

诊室里，家长焦急地问医生："我们孩子有鼻炎，身体又瘦弱，我们怎么给孩子补补啊？"

医生指着诊室里的绿植说："我想让这植物长得好，施肥是不是多多益善？养过植物、种过庄稼的人都知道，施肥太多会把植物'烧死'的。"

给植物施肥也好，人吃营养品也好，要有一个度。这个"度"是由植物或人的运化吸收能力决定的，如果超出了这个"度"，不仅不会促进植物或人的生长发育，反而会给植物或人的生长造成很大的负担。肉类不好消化，对孩子的脾胃运化能力要求比较高。肉吃多了，不仅不能促进孩子生长，反而会导致积滞，造成一系列后续病变。比较典型的就是积热伤津、湿热生痰，造成鼻黏膜干燥、嗓子干燥、眼睛干，且同时黏性分泌物增多，甚至有的孩子因积热而脾气暴躁，睡眠不安。

鼻出血

每年春季，有些孩子很容易鼻出血。这些鼻出血的孩子中不少脸色发青白或青黄。家长着急，医生也没有什么特别的好办法，吃些凉血的中成药不但效果不好，副作用还很大。鼻出血，不可盲目应用"凉血"思维，也不可一味死守"内火大"的观念，否则孩子身体越治越虚，脾气越治越大。

孩子春天鼻出血，多源于肝气升发不及，清阳不升，不能够运化水谷（与往年药物肝损伤或惊吓有关），温润之气不能上腾滋润鼻窍。另外，北方春季风大风多，天气干燥也是造成孩子春季鼻出血的重要原因。还有一个容易被家长忽略的原因就是孩子吃得太多，尤其是晚饭吃得太多。如果晚饭吃了很多肉，夜间或晨起鼻出血的概率就会更高。一旦胃吃堵住了，心火就降下不来了，口干舌燥、鼻出血的情况就出现了。

鼻涕黄

鼻涕黄、舌苔黄一定是热证吗？其实不一定。对于多数孩子来讲，鼻涕黄、鼻涕黏稠与饮食有关，也可能是孩子脾胃虚弱或者胃强脾弱导致的。

在内，家长可以调整孩子的脾胃。在外，要给孩子防寒、防风。发现孩子鼻涕黄、舌苔黄时，不要紧紧盯着鼻子来思考治疗的问题。长期用清热药消除黄鼻涕效果不一定好，还会伤了孩子娇嫩的脾胃。

口腔溃疡

健康的孩子得口腔溃疡的概率较低，脾虚中寒的孩子得口腔溃疡的概率却非常高。家长一见到孩子得口腔溃疡，就认为是炎症，马上给孩子吃清热解毒的中成药或抗生素。不久之后，孩子的口腔溃疡又反复了，家长继续给孩子吃清热解毒的中成药或抗生素，直到发现孩子的脸色不太好，才察觉不太对劲儿。到底口腔溃疡是什么原因造成的呢？

脾虚中寒的孩子患口腔溃疡千万不要用清热的办法。溃疡只是表面现象，实际是因为溃疡面下的小血管有阻塞，黏膜表面得不到充分的供血导致的。治疗溃疡的关键是疏通小血管，而不是去消表面的炎症。抗生素治疗取效一时，但无法治本，还容易反复发作。

中医学认为，疏通血管靠的是"气"。气为血之帅，气行则血行。无论是气虚还是气滞，都能导致血流不畅，甚至壅堵。

脾虚中寒的孩子多属于气虚型，一旦多吃一些难以消化且热量高的食物，如肉类、奶制品、糖类，就容易导致脾虚疳积热。轻者引发上呼吸道感染、口腔溃疡，重者高热。脾虚疳积热是虚弱孩子的常见证型。应对这种情况，建议健脾消食。急症期，消食清疳积热的同时用健脾温中的办法来治疗。想要从源头防止脾虚疳积热，最关键的还是节制饮食。

咽痛

☀ 医生有话说

咽痛未必是"真上火"

一位父亲带着自己咽痛难忍的孩子前来就诊。

医生问："孩子咽痛什么时候开始的，为什么这么严重？"

小患者的父亲说："孩子前两天早起有点咳嗽，他母亲担心得很，非要让他每天早起含上几粒'蜈蚣丸'再去上学，还说这个药效果好！结果下午三点孩子突然嗓子疼得说不出话了。"

医生最后开出了四剂温阳散寒的方子，并交代家长："千万别以为孩子嗓子不舒服就得清热解毒！"

中医学认为，咽痛本有寒热之分。热证咽痛，尚可清热解毒、消炎止痛；但若因寒邪客于经络，引动痰涎，此时再盲目使用蜈蚣丸、白花油、正露丸、六神丸、冬凌草片等清热解毒之品，轻者咽痛加重、痛不可忍；重者伤及孩子中阳，导致孩子出现乏力、纳差、高热等症状。

咽痛未必都是"真上火"，若急于认定上火而使用清热解毒的方法治疗，则有可能对病情产生"南辕北辙"的效果。

腺样体肥大

腺样体肥大的原因

☀ 医生有话说

能吃肉就是好事吗

一位小患者的母亲说："医生，我家孩子的腺样体肥大，但是很能吃肉，又高又胖，应该没事儿吧？"

医生回答："您的女儿是不是天天都觉得很累，想睡懒觉，不爱起床，而且胖得特别快？"

小患者的母亲："是的。"

医生回答："这种属于肾虚痰阻型腺样体肥大，治疗起来会很棘手。"

孩子腺样体肥大大多是因为感冒没有按照正确的方法治疗导致的。例如，盲目使用抗生素或清热解毒的中成药使病气留于咽部，刺激了咽部扁桃体淋巴组织增生。

想要预防腺样体肥大，先要预防感冒。预防感冒的关键是要保障胃肠的通畅。胃肠一旦阻塞，上下气不通，局部必有腐败形成，病菌滋生是必然的。"流水不腐，户枢不蠹"就是这个道理。

治疗腺样体肥大，不能只盯着局部肥大的部分，还要从整体来纠正气血循环往复，气血周流才能治愈局部陈腐。让孩子的气血周流起来，一要健脾胃，二要鼓励孩子多运动。忽视孩子脾胃健康的家庭很多，所以有的孩子腺样体肥大11、12岁仍然没有解决，甚至更严重，到了非要做手术的程度不可。

腺样体肥大不可怕，重要的是注意调整孩子的饮食和运动。"正气存内，邪不可干"，"大气一转，邪气乃散"才是正确的健康理念。

腺样体肥大需要做手术吗

☀ 医生有话说

保守治疗还是手术

很多患腺样体肥大的孩子家长到门诊后都会问医生："能不能手术？一定要手术吗？中医能不能治？"

医生经常会回答："腺样体肥大其实也是有虚实之分，实证类型的腺样体肥大发展较快，虚证类型的腺样体肥大发展缓慢。虚证的腺样体肥大虽然也有睡觉打鼾、憋闷不出气的情况，但孩子易汗、易感，面部色泽差，口周青白。此类孩子即使手术，夜间打鼾憋气的情况仍有发生。实证的腺样体肥大手术后，症状虽然消失，但孩子上呼吸道仍然不舒服，患鼻炎、咽炎、淋巴结炎的概率比以前还高。"

腺样体是人体的免疫器官之一，如同人体其他部位的淋巴结一样，腺样体肥大病在局部，根源在整体。单从手术治疗，有治标不治本之嫌。

虚证的腺样体肥大病机是孩子脾胃虚弱、清阳不升，此时治法应以健脾养血、持久抗邪为主，同时选择走路、摇呼啦圈、踢毽子等有氧轻量运动提高孩子的免疫力，意在"正气存内，邪不可干"。同时，尽量避免使用清热解毒类中成药与抗生素，孩子的正气一旦被伤，病势易迁延不愈。

实证的腺样体肥大，严格忌口是"不二法门"。饮食不节，孩子内生湿浊痰热，上犯不绝，即使切除腺样体，湿热仍会"盘踞"在鼻窍等其他部位继续为患，"切一个，长一个"是必然现象，只不过"位置变了而已"。此时治法应为疏涤三焦、清淡饮食，断湿浊痰热之源，同时辅以爬山、跑步、游泳等中高强度的体育运动促使机体排汗、除湿。实证发展之所以快，是因为邪气堆积太多而成。这一点，都是"家庭条件太好"惹的祸。

儿童常见
其他问题篇

PART THREE

新生儿黄疸

新生儿黄疸分生理性黄疸和病理性黄疸。

从中医的角度看，生理性黄疸与新生儿脏腑功能发育不完善、排泄自身代谢垃圾的能力不足、湿热蕴积相关。孕妇在孕期摄入过多肥甘厚味，将湿热遗与胎儿，或孕妇身体较弱，脾肾不足，摄入甜腻生冷之物过多，导致寒湿留存，这类新生儿黄疸更不容易消退。

新生儿生理性黄疸通常无须特殊治疗，一般两周内即可自行消退。对于黄疸较重，迟迟不退的新生儿，可以用苍术煎水给新生儿洗脚，可起到明显的退黄作用。但还是建议家长不要在家盲目操作，尤其是病理性黄疸，应到正规医院，在医师的指导下正确用药。

这里要提醒家长，新生儿阳气稚弱，生长发育全靠这一团"小火苗"，如果急于退黄而选择中成药茵栀黄等大寒之剂，往往损伤新生儿中阳而得不偿失。有不少新生儿刚出生时都挺好，能吃能睡。后来出现黄疸，用了茵栀黄不仅拉稀，肚子还胀了起来，也不好好吃奶了，这就是典型的中阳被伤导致消化能力下降的表现。

—

小儿湿疹

下巴的湿疹

小患者的母亲："孩子一到春天下巴就开始起湿疹，到了四五月，下半张脸都是肿的。"

摸过脉后，医生问："孩子小便是不是发黄，屁股也经常红红的？"

小患者的母亲说："对的。"

医生问："虾、蟹、鱼吃得很多？"

"他就喜欢吃这些。"小患者的母亲连连点头。

医生说："这种情况是湿热毒下注。中医讲究'象'思维，下巴对应下焦，湿疹长在这往往提示下焦湿热重。吃水里的东西过多，湿热更容易直趋下焦，当大小便无法及时排泄湿热时，就只能从皮肤外透，与下焦对应的下巴、唇周皮肤所受湿热的压力就更为明显。"

小患者的母亲:"那为什么春天才开始长湿疹呢?"

医生说:"《黄帝内经》曰,'春三月,此为发陈',藏于体内之'陈毒邪气'都会于此时萌动,且鱼虾类多属'风发之物',春气一动,随之而发。"

小儿湿疹,即西医常讲的特应性皮炎,又称遗传过敏性皮炎、异位性皮炎,是一种慢性、复发性、炎症性皮肤病,多于婴幼儿时期发病,并迁延至儿童期和成人期。小儿湿疹反复难愈,发作时常伴有剧烈瘙痒,给患儿和患儿家属带来困扰。西医在治疗小儿湿疹时多采用激素、抗生素、神经抑制剂等,这些药物使用不当容易对患儿造成二次伤害。

中医学认为,小儿湿疹的发生主要有两方面原因:一是脾胃不和,二是卫气司开阖,即皮肤呼吸功能的障碍。临床上,湿疹患儿往往都有不当饮食的情况。患儿吃了过多、过甜、过油、过腻的食物,一旦脾胃运化不了,便容易产生"垃圾"。一部分"垃圾"进入血管,造成外周毛细血管的血络"垃圾成堆"。假设此刻小儿皮肤呼吸功能再不正常(如受寒造成的毛孔部分或全部闭塞),那么"垃圾"

产生的多余热量就无法及时输送到体外。于是，在又湿、又热、又拥堵的情况下，皮损就形成了。

中医治疗小儿湿疹，先调饮食，修复脾胃功能，保证胃气在三焦通畅；同时恢复皮肤呼吸的功能，保证孩子适当排汗、排尿、排便。所以家长首先要对孩子的饮食结构进行调整。减少孩子的主食摄入量，不让孩子进食过甜、过黏、过腻、过咸的食物，以及干果和零食。同时让孩子积极锻炼，以恢复皮肤呼吸功能。

淋巴结肿大

淋巴结肿大

小患者的母亲："孩子淋巴结肿大，吃了几天抗生素也不消肿，是不是得再吃点中药清清热呀？"这位母亲似乎对中医常识有些了解。

医生摸摸孩子的下颌："确实是淋巴结发炎肿大了。但有炎症就得用抗生素，就得清热解毒吗？清热解毒就用蒲地蓝、蓝芩、板蓝根吗？"

临床上，孩子头面部常见的炎症（如淋巴结发炎肿大、鼻炎、腺样体肥大、扁桃体发炎等）可分为虚实两大类。本虚标实的炎症多属于不能单纯靠清热来解决的炎症，多因孩子本身阳虚，又有寒气入腹，寒湿食浊在腹，阻滞气机所致。曾有一个小患者就是因为在幼儿园吃了冰镇西瓜，第二天耳后的淋巴结红肿疼痛，医生用温阳散寒化痰结的方法两剂就将其治愈了。

体质强、内热盛的炎症通常为食积在中，寒邪外束，热量不得降散所致，属于"寒包火"，通过发汗解表、化食导滞，则热肿可去。

实际上，本身脾胃虚寒的孩子治疗时都不能忘记温阳健脾，这样才不至于伤害孩子的根本。治病不可顾此失彼，倘若不分青红皂白地清热消炎，往往是治得脸都青黄了，炎症还是"此起彼伏"。

过敏

过敏的标与本

有人天生对某些东西过于敏感，被称为"过敏体质"。也有人因为后天的影响，对某些东西敏感，被称为"过敏性疾病"。

"过敏性疾病"患者可以采取检测过敏原的方法，确定对哪些具体的东西过敏，然后尽量避免接触过敏原或者服用抗组胺类药物缓解。然而，过敏原只是引起发病的原因，并非疾病产生的原因。临床上，很多患者查不出过敏原，但又有过敏症状；还有的患者，查出有很多无法避免的过敏原，如灰尘、小麦、鸡蛋等。

人体过敏状态有时是短暂的。一些人有虾蟹过敏史，康复后，又在比较劳累的情况下吃了虾蟹，就有可能再次出现过敏反应。避免过敏原是治标，让人体气血平顺是治本。中医治疗疾病强调标本兼治。

中医治疗过敏，先分虚实。虚证过敏

患者，重在健脾补肾壮肝；实证过敏患者，重在祛除外邪，通畅胃肠。现如今，儿童对食物过敏的现象十分普遍，根据临床观察，主要原因在于体质寒湿。

秋季过敏为哪般

鼻炎、哮喘、过敏性荨麻疹是入秋后孩子较为常见的疾病。家长可能会疑惑，为什么这些疾病总是在秋季加重呢？

我们先来看看一个临床病例：

5岁女孩，自2021年7月份开始荨麻疹发作3次，有过敏性鼻炎史，平日里爱吃肉，查体患者手干，浮热，皮肤稍干，大便干，望诊舌尖红且上挑。

孩子平时能吃、爱吃高热量的食物，是阴虚内热体质，爱出汗。孩子夏天出汗顺畅，则内热随之排出。而到了秋天，秋风凉、雨水多，凉湿的风吹到肌肤上，使毛孔立即闭塞，内热无法排出，造成了"寒包火"。"寒包火"比普通的内热更"热"。多余的热，会停留在肺部和皮下经脉之中。这些热停留在肺部为哮喘，停留在皮下络脉为荨麻疹，甚至造成小儿银屑病。所以，治疗"寒包火"的关键是打开毛孔，释放多余的热量，而不是仅仅盯着热，消炎、抗过敏。

但打开毛孔的时候，不可给孩子过于发汗。要照顾到孩子已经形成的阴虚内热体质，适当滋阴增津液（尤其是对于腠理疏松的南方孩子，他们更易出汗）。

在大米里面放3~5克薏苡仁，一起煮粥食用可以帮助孩子把一部分内热从小便排出。

对于孩子来讲，饮食调摄最为重要。秋季乍到，一定要注意减少高热量的饮食摄入，避免内热蓄积。如果不从饮食上注意，单靠药物调整"事倍功半"。

肥胖

肉从哪里来

小患者的母亲领孩子看肥胖问题："从今年开始，孩子每个月体重增长一斤。饮食已经控制得很严格了，每顿就吃一小碗，每天还要打篮球、跑步，运动量绝对不少，可还是'噌噌'长肉，都不知道这肉是哪里来的。"

医生通过脉诊、手诊、腹诊诊查后问："孩子以前经常吃药吗？"

小患者的母亲说："以前因为扁桃体反复发炎，时好时坏，所以总是吃头孢、蒲地蓝、蓝芩之类的清热去火药。"

医生说："问题就出在这里。"

《黄帝内经》讲"阳化气，阴成形"，人体阳气充足，才可以把有形的物质转化为被人体吸收的营养。长期服用苦寒药伤人体阳气，导致肝肾受损。肝肾代谢失常，人体疏泄排浊能力和降脂能力下降，即使摄入很少的水果或肉类，也会造成脂肪堆积，所以即使吃得不多也会不断长胖。

现在的孩子处于科技发达、医疗条件很好的时代，也正因为如此，过度用药、过度医疗的问题也随之出现。孩子身体出现一些小问题，可以依靠自身免疫力恢复，尽量不要长期、大量用药，以防对孩子的身体造成不良影响。

肺炎

孩子感冒有时候在所难免。可是，有的孩子感冒后动不动就发展成肺炎。避免肺炎的发生，家长需要注意以下三点。

1.孩子感冒发热时，家长们都会很紧张、很重视。有些家长会在第一时间给孩子吃抗生素或清热类的中成药。此时，孩子的病还不是肺炎，但过早服用抗生素、清热药，极易转成肺炎，这属于"下之过早"。

2.一些家长，略知医药，孩子发热，便认为孩子"肯定是又吃多了"，所以给孩子吃一些促进排便的药或者是纯粹的消食药，如枳实导滞丸、化食丸、一捻金等。不辨证地吃药很容易诱发孩子从感冒转为肺炎，这属于"邪气内陷，不从表出"。

3.孩子已经有感冒、咳嗽的症状了，家长再盲目给孩子吃肉、饺子、包子，甚至是糕点、巧克力等难消化的食物，这种行为很容易使孩子从感冒转为肺炎。

　　想要避免肺炎，必须从慎重饮食和科学对症入手。一般孩子感冒、咳嗽了，应立即减食、休息。相信人体是可以自愈的。注意了这些，正常情况下是不会轻易转成肺炎的。但如果发现孩子的情况越来越严重，一定要及时到正规医院进行治疗，以防延误病情。

只想吃凉的

有些患者总喜欢吃凉的，但他们是真的热吗？"只想吃凉的"这种现象，中医叫"欲冷食"，也就是心里老想吃凉的，似乎觉得吃凉的很舒服。在临床上，遇见"只想吃凉的"的患者，要分虚实，要分清是真热还是假热。

暑天很热，属于真热。我们会吃点常温西瓜、喝点常温的酸梅汤来解暑，性凉的食物对解热很有帮助。

假热则有以下三种情况。

1.心情抑郁

青年学生、中年人的压力偏大，容易心肝火郁，内心焦灼，心里烦热，口干舌燥，中医称之为"心火"，这时候会产生十分强烈"吃点凉的"的想法。心里不够冷静和清虚，却误以为是身体发热，结果"凉了心火，也伤了脾胃阳气"。久而久之，患者脾胃寒凉，心火更旺，恶性循环就产生了。这种症状在中医临床中叫作肝脾不调、肝热脾寒，常用柴胡桂枝干姜汤来治疗。

2.胃强脾弱

胃强脾弱的人能吃，容易饿，还不容易消化，从而造成便秘、疳积、胃痛等。胃部总是大大的、满满的，很难受，这种症状中医临床常用泻心汤来治疗，尤其是常用半夏泻心汤来治疗，健脾与消食同施。

3.病态"欲冷食"

这种情况多发在孩子和老人身上，由于脾胃藏有大量寒气，造成人体阴盛格阳，所以他们觉得身上燥热，心里烦躁，极其喜欢吃凉的、脱袜子、光脚、趴在地上。事实上，每当他们吃凉的以后，肚子都稍微有一些不舒服，或是腹泻，但此时心里狂热，会不顾一切。久而久之就导致阳虚烦躁，越吃凉的越烦躁，越烦躁越想吃凉的。

抽动症

乱用药导致的抽动症

一个10岁抽动症患者和母亲来到门诊。

患者母亲说："孩子吃饭等各方面都没问题，身体也挺好，但是不知道为什么总是抽动。"

医生问："孩子几岁得抽动症？"

患者母亲说："应该是3岁。"

医生问："3岁之前有没有经常吃什么药？"

患者母亲说："孩子3岁之前总感冒，吃了不少感冒药。"

医生说："这个病可能与药物的滥用、经常看电子产品、饮食、惊吓有关。"

近十几年门诊中，抽动症的孩子不算少见，有的孩子一直反复挤眉弄眼，有的孩子摇头耸肩，有的孩子情绪激动、脾气暴躁，还有的孩子会在医生把脉的时候抓伤医生的手，也会躺在床上踹人。这类孩子注意力多不集中，没耐心，时常会对自己和他人造成一定的困扰和压力。

抽动症的孩子为何总是抽动呢？根本原因，在于肝和筋。

人的运动与气血、筋骨的功能是分不开的，尤其是筋的功能。中医讲肝的作用是促进血液的运行和津液的代谢，肝的藏血和疏泄功能正常，筋就会得到润滑和滋养。肝主筋，一旦肝血不足，筋膜就不柔润了，孩子的筋得不到濡养就会很生硬地抽动。

哪些原因会导致孩子得抽动症呢？

1.过度使用电子产品

成年人看一夜电脑或电视，会发现第二天眼睛干涩，总想眨眼睛。现在很小的孩子，也会经常用电子产品打游戏，看动画片，甚至有的作业也需要网上提交。久而久之，孩子用眼过度，久视伤血，没有足够的血去滋养筋膜，孩子就会出现各种部位的抽动，这类孩子的情绪必定是烦躁的，没有耐心。

2.药物损伤

大多数此类患者都有一个相同的经历，那就是幼年时用药过多。很多家长带孩子去医院看病，医生会开一些消炎药，或者开清热药，药物错误地使用会对肝肾造成不良影响。

3.食用过多高热量食物

津血同源，高蛋白、高热量的食物进入人体，会灼伤津液，造成筋膜缺血。同时代谢产物壅滞于体内也会造成血络不通，筋膜就更加无序地抽动了。

4.脾胃寒湿

现在水果、冰镇食物的大量食用和空调的使用，使很多孩子都有脾胃虚寒的问题。脾胃乃后天之本，一旦脾胃损伤，气血生化之源便受影响。

5.惊恐

如今孩子作业负担重，压力大。父母常有一些不合时宜的怒斥，造成孩子"惊恐"，孩子的肝气疏泄功能必然受到影响，致使筋膜不柔和，易抽动。

『空心病』

"失魂落魄"的"空心病"

门诊上，一位家长进到诊室，悄声说："医生，我儿子在外面，我先跟您说说他的情况，他好像有些抑郁，每天无精打采的，不爱跟同学玩，也不和我们交流，经常熬夜不睡觉。我们说他，他也不听，您看该怎么办？"

让孩子进诊室以后，医生发现他确实没什么精神，弯腰驼背地坐着，无所谓地伸出一只手搭在桌上，另一只手拿着手机划来划去，却没有固定要看的东西。跟他对话时也只有简单的回应，家长稍微说了两句还表现得有些不耐烦。

摸孩子的脉，是芤脉，这是精血不足的脉象。

和家长深入沟通后医生得知：家长平时经常批评孩子，家长发现打骂对他没什么作用后，便会加重惩罚力度，结果恶性循环，孩子越来越不愿意跟他们沟通。

这类"空心病"的患者在门诊不少，小到小学生，大到大学生。他们常有一些共同的表现——易疲惫，孤独，情绪低落，不愿早睡，不愿与人交流，对事物提不起兴趣，难获得长久的幸福感，追求短暂高强度的刺激，易走神，感觉生活和学习没有什么意义。这些表现看似很像抑郁症，但传统的心理治疗效果并不好。

这样的孩子好像一具空壳。从脉象上来看也与之相对，常见芤动脉、浮悬脉、革脉等，直观描述就是阳气不够、精血也不足，同时还存在受惊和阴寒邪气。人的身心是一体的，多数的心理问题最初都来自身体。为什么出现"空心病"的患者会增多呢？

1.损伤自身阳气的行为

无论是用药寒凉还是饮食贪凉、身体受寒，都会直接损伤人体阳气，阳气是人内心正向、喜悦、积极、追求的原动力，也能抵御外界负能量。这些是让孩子产生身心问题的重要原因。

2.不洽当的批评和恐吓

惊吓能使人的阴阳二气分离。孩子本身尚在发育中，神机怯弱，如果遭受惊吓，阳气容易浮越在上不能潜降，就会表现为惴惴不安，心一直悬着，担惊受怕。此时孩子的睡眠、情绪会有所表现，例如，夜间啼哭、胆小黏人、烦躁不安、敏感、容易走神等。

3.过早高强度的学习

现在小学二三年级的孩子由于课业压力较大，课余时间还要参加各种兴趣班，在这种重压下，孩子的气血也随之损耗。临床发现，七八岁的孩子就出现了虚劳脉，等到了高中、大学，很可能由虚劳逐渐转变为抑郁倾向。等进入人生奋斗期的时候，家长发现孩子的心气不足，提不起劲儿向前冲了。

4.不恰当的教育方法

灌输、填鸭式的教育方法会毁掉孩子自主学习的动力和对自我生活的决策权。生活中我们常听到父母说的一句话"你什么都不用管，好好学习就行了，把分数搞上去就是对我们最好的回报"。当有一天孩子不在父母、老师身边，进入大学、社会这个自由的环境了，会突然失去自己努力的目标和意义，他们不知道自己除了学习还能做什么，除了得高分还有什么能获得别人的肯定。他们容易陷入迷茫、消沉。临床上，这类孩子常有痰迷心窍的脉象。

全盘否定的教育方式也会逐渐击溃孩子的自信心与自尊心，使孩子内心压抑，被迫屈服，最终反抗、抵触家长的任何建议。甚至不惜"翻脸不认人"。临床上，这类孩子常有气厥证。孩子本来就阴阳不合，加上逆反情绪，很容易形成气厥。

每个孩子在成长的过程中，会受到原生家庭、教育环境、生活习惯等多方面的影响，治疗时依靠的不仅仅是医生，更需要父母、老师、朋友的配合。

小儿疾病护理须知

1.小儿生病期间宜清淡饮食，不宜吃肉、海鲜（鱼虾蟹等）、甜黏腻的食物（山药、红薯、南瓜、饮料、糕点、糖果、巧克力、酸奶、水果、大枣、栗子、糯米等）及油炸食品，饮食不宜过饱，以防病情加重或反复。

2.小儿感冒的康复期为6~7日，在此期间应少游泳、少外出、少吹空调，适度运动。

3.尽量不要吃非本地及进口水果，含香辛料的零食也应少吃。冷冻的食物，尤其是肉类，须热透后再食用。

4.小儿应避免看情节惊险的动画片或玩画面刺激的电子游戏，以防受到惊吓，引发惊热等疾病。

儿童特殊疾病篇

PART FOUR

特殊疾病特殊在哪儿

惊吓与儿科疾病

养鱼的启示

到鱼市去买小鱼,小鱼被装进袋子里时是非常惊恐的,它们东一头、西一头地来回逃窜,一刻不停。

当重新把它们放入鱼缸的时候,它们首先不会去觅食,也不靠近鱼缸里的其他鱼,而是四处逃窜,似乎想要找到鱼缸的出口。

有经验的卖鱼老师傅会告诉你,前三天尽量不要喂食,因为小鱼到了新环境还不太适应,如果喂食的话,很容易出现死亡的情况。可是,大多数买鱼的人都没太记住这个关键的劝告,回到家后就迫不及待地给小鱼撒食物。没过几天,小鱼就陆陆续续地死掉了。

"惊痰"

为什么现在与惊吓有关的儿科疾病越来越多呢？就是因为家长们不知道这些疾病与惊吓的关系。比如，夜啼、惊热、小儿惊秘、小儿惊痫、小儿癫痫、抽搐，甚至"五迟""五软"、大脑发育不良等，大多与惊吓有密切关联。

要知道当孩子惊恐万分的时候，他的神是慌的，气是乱的，他的消化能力很弱。受到惊吓的孩子吃食物的时候很急迫，他们吃的好像不是食物，而是"心理安慰"或者"心理庇护"。如果这个时候，家长迫不及待地给惊悸的小孩子喂食，甚至喂很多不容易消化的食物，"惊痰"就迅速形成了。

"惊痰"是一种病理产物，会阻碍经络，即中医所说的"惊痰阻窍"，是指人体正常的神经传导通路被"惊痰"阻碍了。"惊痰阻窍"最终会影响孩子的神情、情绪和心神稳定。

孩子受惊后该注意什么

孩子受惊后，家长第一个要做的就是安抚孩子的情绪。家长应该怀抱或者抚摸他们，轻柔地呼唤他们，使他们感觉安全。当发现孩子恐惧减少、脸上露出笑容、呼吸平稳的时候，家长再考虑是否让孩子进食。

孩子正在吃饭的时候受到惊吓，或者正在惊吓、惊恐时突然吃得很多，都会产生"惊痰阻窍"的情况。

掌握好度很关键

家长即使在严格教育或批评孩子的时候，也要掌握好度。如果语气、声调、气势吓到孩子，这种教育反而起不到作用。孩子一旦患上自闭症（孤独症），家长后悔也来不及了。很多自闭症的孩子，在两三岁到四五岁的时候，各方面发育还是正常的，就是因为家长一次或者几次十分严厉的教训吓到了孩子，使得孩子最后不能正常地交流，所以家长们一定要具备这方面的常识。

自闭症

自闭症又称孤独症，或孤独症谱系障碍。该病一般起病于孩子出生后的36个月以内，主要表现为三大核心症状，即社会交往障碍、交流障碍、兴趣狭窄和刻板重复的行为方式。患者回避目光接触，呼之不应，缺乏与同龄儿童交往或玩耍的兴趣，不会以适当的方式与同龄儿童交往，表情淡漠，不会表达自己的情绪，对他人的情绪也缺乏反应。有言语交流障碍，也很少用点头、摇头、摆手等动作来表达自己的意愿。自闭症儿童对一般儿童所喜爱的玩具和游戏缺乏兴趣，而对一些通常不作为玩具的物品却特别感兴趣，如车轮、瓶盖等圆形可旋转的东西等。有些自闭症儿童还对塑料瓶、木棍等非生命物体产生依恋。他们常用同一种方式做事或玩玩具，要求物品放在固定位置，出门非要走同一条路线，长时间内只吃少数几种食物等，并常会出现刻板重复的动作和奇特怪异的行为。

中医古籍中虽无"自闭症""孤独症"之名，但其表现与中医学所说的"语迟""智迟""小儿呆病""癫痫"等有一定联系。近些年对自闭症患者的临床观察结果显示，自闭症治疗可以参考中医对"五迟""厥痫"等病症的认识。

自闭症的病因

中医学认为："人有五脏化五气，以生喜怒悲忧恐。"自闭症的病位虽在脑，但与心、肝、脾、肾密切相关，皆由五脏或者五脏之间功能不协调所致。其中，脾胃之气的充足与否，是促使五脏成熟的关键因素。所以临证当中，尤其要照护脾胃。

导致自闭症的原因大致可分为两类。

1.先天禀赋不足。由于其父母身体的原因导致患儿出生的时候就存在五脏不足的情况，或者由于难产、早产、羊水破裂过早、脐带绕颈等造成患儿脑部缺氧。

2.后天失养。饮食、情感、疾病治疗不当等导致的食伤、神伤、药伤等。

①食伤。患儿过早过多食用各种肉类、甜黏腻等食物，积痰成浊，继而阻碍气机，蒙蔽心窍。

②神伤。精神损伤以惊、恐为主。中医学讲"惊则气乱""恐则气下"，患儿受到惊吓，轻则伤心，重则失神，最终导致患儿心神失位，元阳不足。若内有痰浊，则可导致惊痰阻窍。

③药伤。患儿在发热时滥用、过用抗生素或清热解毒类中药，导致损伤脾肾之阳。

自闭症的治疗

对于此类疾病的治疗思路应从培补患儿先天、后天之本入手。

1.培元阳，养肝肾，健脾胃，以后天养先天，使其肾气逐步充足，中阳逐步充满，神智逐步开启，如初生树苗般"扎根"。

2.兼以化痰、定惊等辅助手段消解患儿体内病邪，扫除阻塞神窍的惊痰、食痰等病理产物，从而打开孩子神窍，最终达到身体与智力同步发育的目的。

癫痫

癫痫发作时的应急实用办法

1.按压穴位法

在患儿将要或已经出现发作症状时，可以分别尝试按压合谷穴、承浆穴、长强穴、后溪穴（男左女右）、腹部、脐周跳动的动脉，直至发作停止后再松手。其中无论哪个穴位对患儿的发作有控制效果，即可作为应急穴位使用。发作暂时缓解后，取花椒4粒，用医用敷贴固定在长强穴上，可对后续发作起到预防作用。

2.艾灸法

夜间发作频繁的患儿，可艾灸"夜尿点"，双侧均灸，1日1次，1次10分钟，最佳艾灸时间为15点。"夜尿点"见"中医小妙招篇孩子尿床怎么办"。

体质虚寒的患儿，发作时可艾灸身柱穴、命门穴，1日1次，1次10分钟左右。

3.香料敷贴法

患儿发作之前，会出现手足冰凉的情况，足跟冰凉尤为明显。如果患儿出现上述情况时，家长应尽快采取措施温暖患儿足部，如热水袋、理疗灯熨热，花椒水泡脚等。

癫痫发作时，取白胡椒贴敷在涌泉穴与隐白穴上，以医用敷贴固定。缓解后，可白天贴睡前去掉，以巩固效果。

取25～30粒花椒，放在布袋里缝起来（此布袋可重复使用，花椒定期更换），于晚上睡觉时贴在脚底，用大尺寸医用敷贴固定，或用纱布缠在脚上固定，白天去掉。患儿急性发作时，花椒可在微波炉中加热15～20秒后再敷贴足底，以增强效果。

以上方法如无法缓解，请立刻就医，以免延误病情。

癫痫的护理注意事项

1.注意饮食

春季到来，阳气开始升发，患儿容易出现食欲猛增甚至亢进的情况。此时需要做好食量管控，保证患儿六分饱左右，以维持中焦通畅。年龄较小，较为烦躁的患儿，家长可用易于消化的零食（如苏打饼干、烤馍锅巴）进行安抚。饮食忌口方面，请家长仔细阅读本篇"特殊疾病儿童的日常护理"内容，以防疏漏。

2.防止惊吓

惊则气乱，患儿受惊极易引起癫痫发作。春气上行，容易使患儿情绪不稳、急躁，此时家长应保持耐心，避免与患儿在言语、情绪上有所冲突，致其惊吓。

特殊疾病的治疗常识

患儿的智力将来能否跟正常孩子一样

在接受中医合理治疗后，患儿的身体素质会逐渐变好，五脏气血逐渐充沛，五脏会逐渐成熟。心智成熟和身体健康是中医治疗的指标和目标，智慧的增长是儿童特殊疾病好转的标志。所以，中医治疗的过程中，家长也能够感觉到患儿的智力向好。患儿智力跟上同龄孩子是医患共同的心愿，而这个过程需要医患共同配合。

患儿参加兴趣班是否影响现在的治疗

特殊疾病患儿的护理原则是围绕着"饮食有节"和"谨防受惊吓"展开的，兴趣班的老师可能会相对严厉一点儿，正常的孩子容易适应，而患儿则可能容易受惊吓，造成病情的反复。兴趣班的其他孩子有大声说话或出格行为等，也会对患儿造成惊吓。

　　如果上面两个问题不能解决，请不要送孩子去兴趣班。您可以在家里播放音乐、有声故事等，这些都会促进患儿智力的发展。

特殊疾病儿童的日常护理

特殊疾病主要包括：癫痫、自闭症、"五迟"等，其日常护理要点如下。

注意防风

风，是气流的运动。自然界的风带来新鲜的空气，然而，异常的风常使"弱不禁风"的人群患病。人体内的气血流通异常时，也会有"风"的现象。比如，抽动症患者不自主的抖动，某些帕金森患者肢体颤动等。因此，我们首先讨论一下小儿特殊疾病与"风"有关的护理细节。

患儿外出应选择晴朗的天气，阵风超过3级时就要尽量避免户外活动。如果在大风天不得已外出，患儿的衣着应做到能防风但不会捂出汗。尽量避免让患儿走狭窄会产生回旋风的地方，因为这些地方局部风力较强，容易加重患儿病情。

无论冬夏，尽量避免开窗对流通风。因为对流风的力量较大，患儿在室内防御意识较弱，容易受风。

此外，脾胃的运化能力也与天气变化相关，大风、大雨天时，脾胃运化能力往往下降，而人体的中气、正气是由脾胃运化而生的，因此，在风雨天气时，建议孩子晚饭少吃，半饱即可。

注意防湿

湿常以雨雪雾露等形式表现，外湿过重易致疾病。人体产生内湿，多与饮食有关，家长应让患儿严格忌口。

如何防湿呢？

尽量不要淋雨，尤其不要在汗出时淋雨。因为此时毛孔张开，湿气极易入侵体内。若不得已淋了雨，应尽快擦干或吹干头发，更换衣裤，喝一碗生姜红糖水或热面汤，以身体"似汗非汗"为度。有条件时，也可冲个热水澡。同理，不要满身大汗时洗澡。

下雨时，有的孩子喜欢蹚水，虽然穿着雨鞋，但雨水的温度较低，会导致寒气侵袭脚部。孩子可以短时间在水坑里蹦一蹦，但不要一直蹚水。同理，不建议在河里蹚水。

对容易出汗的孩子而言，游泳可能成为致病因素。阳气不足的孩子如果泡在恒温游泳池里（即26℃左右的水里），会消耗较多的阳气。对于原本就有寒湿、痰饮的孩子来说，游泳会让湿寒反复进入体内。所以，即使在孩子身体较为健康的情况下，仅仅在暑假期间让孩子游泳。

注意温度变化

穿多少衣服，不仅要看室内外的温度，更要看人体的"需求"。家长可用手经常摸摸孩子大椎穴附近的皮肤，以皮肤干爽为度。孩子运动时，若皮肤湿润，代表孩子热了。孩子运动过程中，可脱掉外套，若不运动，则让孩子立即披上外套。孩子不运动时，以"不出汗、肤不凉"为度。

由于空调、暖气等现代化设施普及，孩子反而常在夏天出现"伤寒"，冬天出现"热病"。如果可以自主调节温度，建议夏天空调不低于26℃，冬天暖气不高于26℃。现在很多家庭选择安装地暖，地暖的热量从下向上，好似蒸笼，与自然界太阳从上而下发热相反，容易导致老人、儿童等敏感人群致病，故而不建议使用。

早晚的温差也是我们常常忽视的要素。夏季时，孩子常常在户外玩儿到晚上八九点才回家睡觉。殊不知这正是导致很多孩子病症反复的重要原因。即便是夏季，晚风有时却阴凉。满头大汗的孩子在玩耍中不知不觉地就中招了。建议天黑后，孩子尽量减少户外活动。春秋等气温变化较大的季节或日子，黄昏时就尽早回家。

节气前后，常伴有气温的突然变化，会让人猝不及防，易受到风寒侵袭。这时，让孩子尽量少长途旅行，不要过于劳累，不要吃得太饱。人体气机上下运行通畅，抗邪能力就会较强。如果必须旅行时，一定切记饮食清淡，不要吃得太饱，尤其不要吃冷饮，尽量少吃水果。旅行的节奏，建议安排得轻松一些，不要太赶。

注意环境变化

"东边日出西边雨"是非常典型的形容同在一片山区但是环境不同的句子。不同的场所，环境也大不相同，五脏发育不够成熟的儿童或身体机能减退的老人尤其敏感。孩子进行户外活动，首选人流量较少的公园，尽量避免或少去人多嘈杂的超市、商场、寺庙等地，气场阴沉的场所应尤其避免。

注意饮食用度

水和食物想要为人体所用，需要消耗人体能量去代谢和吸收，中医学称这个过程为"气化"。

水

我们常叮嘱家长："孩子不渴，就不要逼着喝。"即便孩子口唇干燥"上火"，但他没有喝水的意愿时，也不要逼着孩子喝水。因为即便喝下去，也会很快变为小便排出来，不能转化为滋润口唇的"津液"。相反，这个过程还要消耗人体的能量、热量，多余的水分甚至会导致水液代谢障碍。

但是喝水少了，会不会造成身体水分的缺失呢？我们可以做些粥汤类的食物，这样身体更容易吸收。

因此，喝水应以孩子自我感觉为准，若孩子口渴明显，则少量频服，不宜大口猛灌。如果孩子口渴不明显，或口唇干燥但不想喝水，则不可强喂。"渴不欲饮"多是腹中阳气不足、水湿过多难以代谢引起的。

食物

饮食以简单的主食和蔬菜为主（粗茶淡饭）。患有癫痫、"五迟"、自闭症的孩子，所有肉类、甜黏腻食物尽量不要食用，误食会导致病情反复或加重。

能吃什么

绿叶蔬菜、大米、小米、豆制品（绿豆除外）、鸡蛋、牛奶，以及其他本地应季非大棚蔬菜，如萝卜、胡萝卜、菜花、西蓝花、莲藕、洋葱、土豆、西红柿、豆角、豆芽、茭白、木耳、黄花菜、蘑菇、竹笋等。

其中，奶适于幼儿，3岁以上儿童不需要每天喝大量的奶，可少量间隔饮用。

不含添加剂的烤馒头片、土炒面疙瘩、石子馍、全麦面包、锅巴等可作为零食。

炒菜或者炖菜时，一定要放适量葱、姜、蒜或花椒、大料等佐料。

不能吃什么

1.所有甜黏腻的食物

蔬菜类：山药、红薯、南瓜等。

零食类：饮料、糕点、糖果、巧克力、酸奶等。

其他：水果、晒干红枣、栗子、黏米、坚果等。

2.肉（含肉汤），鱼、虾、蟹等海鲜。鸽子肉、鹌鹑蛋、鸡肉可能导致早熟。

3.水果大多性寒凉，且糖分过高，容易增加孩子肝肾代谢负担。阳虚、痰饮、湿浊等体质的孩子需严格忌口，煮熟的水果也不建议食用。待孩子身体恢复健康之后，可以少量食用本地应季非大棚的水果。

此外，复杂的主食，无论馅料是荤还是素，如包子、饺子、馅饼、烙饼等均属于难消化的食物，而单一的主食，如米饭、馒头、面条、面片更容易消化。

孩子的辅食要逐渐添加，每次只添加一种新的食物。

在内陆生活的孩子两三岁之前尽量不要吃海鲜，五岁之前少吃肉类。

还在哺乳期的母亲也应注意饮食，少吃肉类、油腻、寒凉、滋补的食物。

增强免疫力、长个子、保护视力、"变聪明"、促进排便、保护胃黏膜等功能性保健品，阿胶、燕窝、虫草、初牛乳、鱼油、黑芝麻丸、八珍糕等保健品，都不建议给孩子食用。

需要控制饮食的"信号"

孩子出现以下"信号"，说明需要控制饮食。嘴唇发红，口臭，手心容易出汗且发黏，晨起有眼屎，舌苔厚腻或水滑，腹胀，小便黄、大便黏腻，食欲减退或食欲亢进，睡卧不安、梦话多，口水多，眼袋大、颜色发暗。

最直接的调控方式：减少食物摄入量及食物种类。以上症状改善，则说明饮食调控有效。

吃饭的时间、频率有哪些讲究

对于消化能力较弱的孩子，建议尽量在18点前吃晚餐，如果晚餐距离睡觉时间太短，容易造成消化不良而产生食积。

晚餐建议孩子吃容易消化的食物，且不宜过饱。

如果晚上又饿了，可喝米汤、稀粥等。

早上起床晚的时候，早餐尽量从简，也可适当推迟午餐的时间。

睡前奶建议在一岁半左右取消，可用米汤逐渐替代，或逐渐减量，直到取消。

对于生病中的孩子，建议只吃六分饱。

孩子总是饿或者没食欲

当孩子出现食欲亢进、狼吞虎咽、饮水如牛，甚至不知饥饱、不给吃的就哭闹时，家长应高度警惕，此时的食欲亢进是一种假象，并非孩子消化吸收能力提高。家长应和平时一样给予孩子饮食，避免贸然加量。见到孩子饮食狼吞虎咽时，家长应注意打断或设法放慢孩子进食的节奏，可让孩子少食多餐，喝稀粥、米汤等食物，以防增加脾胃负担。

食欲不佳且瘦弱无力的孩子，先以稀粥、面条、青菜等易于消化又培补胃气的食物缓缓滋养脾胃，呵护孩子匮乏的升发之气，切忌追喂、强喂。另有部分孩子，食欲不佳是由于某次的暴饮暴食造成了食积。此时需要减少饮食，待孩子中焦通畅后食欲便可恢复，不可见孩子瘦弱就擅自给孩子吃各种"补品"。

药物

在没有明确诊断的情况下，尽可能不使用任何西药和清热解毒类中成药，凡药品药名或说明书含有"清热解毒""疏散风热""祛火""泄热"等字样的中成药均包括在内。

情绪

情绪虽然不像风、雨、寒、热，那么容易被看到或感受到，却是导致疾病的重要因素，古人统称为"内因"，即人自身的原因。情绪直接影响一个人的"心神"，有可能让儿童"停止发育"。关于情绪的疾病，有自闭症、抽动症、孤独症、躁狂症、抑郁症、双向情感障碍、强迫症、精神分裂症、躯体形式障碍等。

形成不良情绪（惊吓等）的原因及解决方案：

原因	解决方案
家中成员争吵、喧哗、摔东西、大声关门	尽量避免
大声地呵斥、恐吓，严厉批评、责骂	多点耐心
电视、音响声音过大	调低音量
装修噪音	可使用儿童耳塞
跌摔、碰撞	尽量避免，出现意外家长先不要慌张，多鼓励孩子勇敢面对
玩耍有一定危险的娱乐项目	避免，易受惊吓
刻意带孩子接触陌生人、陌生的事物与环境	不强迫孩子
让孩子在昏暗的环境下独处，走夜路、僻静的小路	避免
人多嘈杂（超市、商场），或气场阴沉的场所	避免
天气不好或气温较低的时候，让孩子进行游泳等容易受寒着凉的运动	避免
光脚或趴在地上（地垫、地暖）玩	避免
孩子大汗淋漓	避免

（续表）

原因	解决方案
动画片、画报、书籍中某些恐怖的情节或惊悚的画面	看情节简单的动画片；不看超过本年龄段的画报及外星人、世界之谜、僵尸、侦探等图书。 平时家长可以用手机捕捉孩子快乐愉悦的瞬间。在孩子烦躁、呆滞时，家长给孩子看看这些视频，对孩子神识归位、阳气内敛有极大的帮助

保健按摩

对于惊吓、癫痫、"五迟"、自闭症、脾虚的孩子，都适合的按摩方法：

1.脾虚、癫痫、"五迟"的孩子可以每天按摩1次，1次按摩4个穴位，分别是尺泽穴、太溪穴、合谷穴、太渊穴，每个穴位顺时针按摩5～10分钟。

这个办法非常适合体质比较弱的孩子。

2.对于惊吓、惊痫的孩子可以按摩列缺穴和偏历穴，列缺穴顺时针按揉，偏历穴逆时针按揉，各按5～10分钟，1天1次。

3.如果孩子吃得特别多，身体却比较瘦或者精神萎靡，易烦躁，肚子用手拍"嘭嘭"响，可以先按脾俞穴，后按章门穴，都用顺时针按揉，1次1个穴位，5~10分钟，1天1次。

4.苏永泉老先生在《苏永泉婴幼儿太极按摩真传》(第二版)提倡的太极按摩可以作为6岁以下儿童日常保健方法，具体操作如下：

孩子家长平膝而坐，将孩子托放其上或仰卧床上，家长将手搓热（尤其是寒冷季节），左手或右手内劳宫对准孩子肚脐，施以与小儿腹式呼吸腹壁起伏的频率相等的外力。用力极微，重在意，在合拍，产生共振的效应，20分钟左右即可见到效果。

中医小妙招篇

PART FIVE

孩子尿床怎么办

孩子怎么尿床了

据家长们反映，孩子以前不尿床，但是冬天去海边玩之后，或是光着脚、趴在地上之后，就开始尿床了。

这些孩子有两大共同点：脸色黄白，或者青白；手脚发凉，尤其是两个脚经常是凉凉的。

孩子尿床与受寒气侵袭有直接关系。

中医称"尿床"为"遗尿"，一般出现在3～10岁。

中医学认为"脾主四肢"。手脚处在四肢的末梢，如果孩子脾胃虚寒，中气不足，手脚得不到足够的血液供应，自然手脚冰凉。若再反季节到海边玩耍，吹着了海风，或是趴在地上，光脚踩地板，寒气很容易就进入身体或者沿着足底上逆入腹。

　　寒入则血气凝，不得运行。寒气久居人体之后，人体中、下腹部逐渐阳虚，会影响膀胱传入与传出神经的正常反应。大脑不能正常"指挥"排尿，遗尿就发生了。

　　这时，家长们可以给孩子艾灸"夜尿点"，方便又简单。手部的夜尿点就在小指掌侧离指尖最近的指横纹中点处，脚部的夜尿点在足小趾的趾横纹中点处，左右手脚加起来共四个穴位。因为孩子耐性差，坐不住，家长一次选一个穴位悬灸即可，时间以10分钟左右为宜。

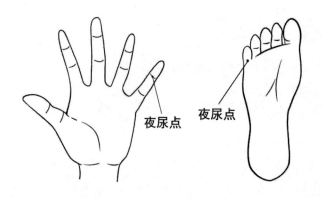

夜尿点　　夜尿点

孩子感冒怎么办

有些孩子因为体质虚弱，非常容易感冒，这时我们建议给孩子来碗西红柿鸡蛋汤。

西红柿鸡蛋汤组成有：西红柿、鸡蛋、绿叶菜、花椒、香菜、葱、生姜、盐、醋。

注意！这些佐料并不是每样都放，需"对症下药"。我们先来看看每种食材的功效。

各种食材的功效

西红柿：生津止渴、开胃消食。

鸡蛋：益精补气、滋阴润燥。

绿叶菜：补充津液，通肠。

花椒：温中止痛、燥湿散寒、杀虫止痒（几粒即可）。

香菜（芫荽）：温胃健脾消食、祛寒解毒。

葱：健脾开胃，通阳气。

生姜：发汗解表、温中止呕、解鱼蟹毒。

盐：清火凉血、解毒、引火下行、润燥祛风、清热渗湿。

醋：开胃消食、化积解毒。

用食材"加减配伍"

1.孩子易食积、食欲不振，可多放葱、香菜。

2.孩子体质虚弱，皮肤干燥，可多放一个鸡蛋，出锅前加入少许醋。

3.孩子体质虚弱，大便不成形，用5~7粒花椒炝锅后倒入西红柿翻炒片刻，出锅前放少许香菜。

4.孩子咳嗽，葱、姜可稍多。

5.孩子感冒初起、怕冷、手脚凉，可用三片生姜切丝，炸至金黄后倒入西红柿翻炒片刻，出锅前放少许香菜。

6.盐的多少根据个人口味添加。

此汤可以治愈外感，内热不大的患者亦可应用。如果家里有黄花菜，也可以加入少许，黄花菜疏肝理气，帮助消食。

孩子发热怎么办

藿香正气水敷肚脐法

用藿香正气水将棉球浸透，塞入孩子肚脐，然后用医用敷贴固定，每隔1个小时换1次，直至孩子烧退为止。

花椒水泡脚法

花椒一把，水开之后煎5分钟，泡脚10~15分钟，孩子发热时可2小时泡1次。泡脚后，婴幼儿可用温水清洗，然后涂抹乳液，保护皮肤。

花椒粒塞肚脐法

用花椒粒若干（去花椒柄，防止扎伤皮肤）塞进孩子肚脐内，用医用敷贴固定，1次塞2小时，也可睡前塞入，起床后取出。

物理降温法

用32~34℃的温水给孩子擦浴，在肘

窝、腋窝、腹股沟、腘窝等部位擦拭时间可稍长一些，以助散热。胸部、腹部对温度非常敏感，不宜擦拭。出疹的孩子发热不宜用温水擦浴降温。不建议使用冰敷。

以上外治法适合因寒湿引起的发热，若孩子精神状态尚可，尽量不要使用退热药，先尝试用以上外治法。若高热持续，孩子精神状态不佳，应及时到正规医院就医。

孩子生病后怎么护理

☀ 医生有话说

肉汤也算肉

门诊上，有位小患者的家长说："以前孩子感冒，最多吃3剂药就好了，这次吃了5剂也不见好，还有黄痰了。"

医生看了看方子，问小患者的母亲："吃药期间吃肉了吗？"

"没有，水果、酸奶也没吃。"

医生又问："再仔细想想。"

母亲怯生生地说："就用牛肉汤炖了些土豆给他吃。"

医生回答："肉汤也算肉。"

很多孩子在服药治疗期间或治疗后，病情出现加重甚至反复，饮食不当是首要原因。以下是临床上家长经常问的几个问题。

1.孩子生病要不要忌口

孩子咳嗽基本向愈，症状缓解八成，

若还有几声咳嗽，家长不必过于担心，适时停药，以待自愈。但是，此后孩子要继续忌口1~2周，虽然生病的症状没有了，但胃气并没有完全恢复，仍然消化不了复杂的食物。如果在此期间不忌口，很容易因为食积导致病情的反复，且病情比之前还复杂。

2.孩子生病期间不吃肉和水果会不会缺营养

把食物吃进嘴并不意味着就能获得营养。生病期间，孩子的消化能力减弱，肉、海鲜和生冷的水果难以被充分消化，容易变成痰或水饮，起不到补充营养的作用。感冒时吃点清淡的、好消化的，如粥汤类、各种蔬菜、豆制品、杂粮面食等有利于孩子尽快恢复健康，成年人和新产妇同理。

体弱的孩子，要按照"中医喂养篇阶梯层级饮食法"来护理。

孩子晕车怎么办

　　带孩子出门旅游，难免会遇见头疼脑热、腹疼腹泻、晕车等情况，建议家长们随身带一包花椒，解决这些恼人的小问题。

　　花椒粒性温通，但温而不散，有纳气归元之效，塞于肚脐可以兴奋胃肠，扩张血管，保障头部尤其是内耳迷路的连续血液供应，从而使人保持平衡感。

一

孩子急症怎么办

孩子出现急症，如耳朵疼（中耳炎）、咽痛、流鼻血、发热、腹痛、惊吓、夜啼、咳嗽等，是家长们最为焦虑烦恼的时候。出现上述急症，常见的原因无外乎受寒、受惊、食积，下面介绍几个简便的处理办法。

1.花椒包贴脚底

做法：25～30粒花椒，放在布袋里缝起来。此方法花椒不容易散。

用法：晚上睡觉时将花椒包贴在孩子脚底，用医用敷贴固定，或用纱布缠在脚上固定，早起后去掉。花椒可两天换1次。

作用：温阳散寒。专治流口水，可缓解儿童腹胀、手脚凉、鼻衄、癫痫发作等。

2.花椒肚兜

做法：取30～40粒花椒，缝在肚兜近肚脐处。

用法：让孩子把肚兜全天穿在身上，护住腹部。花椒一周一换。

作用：温中散寒。缓解儿童腹中寒凉、腹痛、腹胀等问题，还可防止腹部受凉。

3.逐寒荡惊汤

做法：生姜3g，白胡椒3g，肉桂3g，丁香3g，鸡蛋壳4枚（捣碎），将上5种材料混合在一起煎煮30分钟。

用法：用煎煮好的药汤晾至37～40℃，泡脚10～15分钟，以不要泡出汗为宜。

作用：专治夜啼和惊吓。缓解儿童惊怯、夜晚哭闹、入睡难、情绪烦躁等。

4.藿香正气水泡脚

用法：准备4支藿香正气水，在洗脚盆中倒入37～40℃的温水，将藿香正气水放入水中搅拌一下，泡脚10～15分钟，以不要泡出汗为宜。

作用：解表祛寒，助脾胃运化，辅助退热。常用于儿童感冒初起、发热等。

5.藿香正气水塞肚脐退热

用法：用棉球蘸取藿香正气水，塞入肚脐后用医用敷贴固定，每小时换一次。

作用：辅助退热。常用于儿童发热等。

6.花椒煮水泡脚

做法：花椒3~5g，加水煮5分钟。

用法：用煎煮好的药汤晾凉至37~40℃，泡脚10~15分钟，以不要泡出汗为宜。

作用：温阳祛寒，辅助退热。常用于风寒感冒初起、受凉腹痛、烦躁、呕吐、呃逆、发热等。

7.咳嗽缓解手法

做法：取风门穴、肺俞穴横向来回搓擦3分钟，膻中穴纵向来回搓擦3分钟，每天2次。

作用：顺气止咳，缓解儿童咳嗽、气喘、痰多等。

以上方法所用材料均可在日常生活中轻松取得，方便使用，适用于急症初期，也适用于日常辅助治疗。

孩子便秘怎么办

孩子便秘时，家长可以连续一星期用芝麻油炒菜，看看孩子便秘情况有无缓解。

芝麻油炒菜的优点是祛风，润燥，乌发。如果食用几天后看不出效果，可以再换回来吃花生油或茶籽油。

核桃油会导致孩子眼屎多、小便黄、痰多，孩子不可食用过多。

孩子肚子着凉怎么办

　　临床上，一些孩子经常感冒，脸上无光泽，没精神。艾灸、按摩、用药的治疗效果有限，这到底是什么原因呢？经过仔细询问才发现这些孩子有一个共性，就是家长在家中铺一个垫子，让孩子在垫子上坐着玩、趴着玩、躺着玩、光脚玩。有的家长认为有地暖，孩子不会着凉，但实际上这类孩子经常流清鼻涕，有时还会出现突然的高热和呕吐。而且，这样的孩子容易烦躁，不听劝。更有甚者，孩子因此而得了癫痫，或已患有癫痫的孩子，通过药物也很难得到控制。

　　有的家长会问"地上铺一层厚垫子也不行吗？"是的，尤其是室内空气流通时，寒湿之气沿地表运动更迅速，孩子在地上坐久了以后，寒湿之气就很容易钻到孩子的肚子里，造成腹部寒凉，甚至造成寒气上行，中医称之为"太阴厥逆"。太阴厥逆轻则流清鼻涕、腹胀、腹痛，重则呕吐、高热、癫痫发作。

一旦腹部受寒凉，孩子就更加喜欢脱鞋、脱袜。这个时候家长怎么劝说，他都不会听，因为孩子的身体已经是"阴盛格阳"的状态，所以他才会有这样的行为。

通常可以采用一些温热药物，比如花椒煮水泡脚，或者花椒塞肚脐来驱走寒气。当然，白胡椒、五香粉等也有类似的作用，可以替代花椒。家长可以偶尔艾灸孩子的神阙穴或关元穴，每个穴位10分钟，以祛除寒气；用苏永泉太极按摩的办法也是可以的。

☀ 医生有话说

脾胃寒湿泡脚方

夏天对于很多脾胃寒湿、易生病的孩子是一个充满"挑战"的季节。推荐一个保健的办法，家长可以时不时给孩子使用。

花椒少许，党参少许，生姜少许，三个大枣切开，水煎两遍，每遍煎25分钟，晾至37~40℃，给孩子泡脚10-15分钟，不可泡出汗。

这个方法可以将遗留于腹部的寒湿之气拔除，可以减轻寒湿之气进入人体脏腑的机会，中阳不足的孩子，也可以应用这个方法。

孩子用药小妙招

慎用紫雪散

孩子发热是家长最着急最揪心的问题之一，特别是身患痉挛症的孩子，一旦发热，家长的心都提到了嗓子眼。这个时候家长一定要冷静，以防出现病急乱吃药的情况。

一位心急如焚的母亲，孩子患有阳虚惊痫。孩子发热初起时母亲尚能理智应对，可夜里孩子烧到39℃的时候，母亲彻底慌神了，也不管孩子是阳虚发热还是外邪内侵，从药店买来了价格不菲的"紫雪散"，一连给孩子吃了三天。结果仍然无法解决问题，孩子反而还出现了精神差、睡眠差的情况，这位母亲说："孩子已经很累了，但就是睡不着。"

紫雪散由黄金、寒水石、羚羊角等名贵药材组成，功效是清热开窍，镇痉安神，适用的是热实证。而对于阳虚的孩子来说，服用紫雪散就像往火苗不旺的炉灶里泼冷水，孩子本就阳气衰微，再用大寒之品，元阳被逼外越，神不在正位，故精神差、不得眠。轻者病重，重者病危。

慎用抗生素

当家长看到孩子有以下几个症状的时候，请慎重用抗生素。

1.孩子脸色发青白，尽量慎用抗生素。这时，孩子肝的解毒功能已经很差了，脾胃中气已经很虚弱了，如果再持续用抗生素是不合适的，甚至是有危险的。虽然抗生素有消除局部炎症的作用，但是容易损伤孩子肝肾。局部炎症尽量采用局部消炎。能外用尽量外用，能局部给药，就局部给药。

2.孩子嘴唇发红、鼻头发白或发黄，尽量慎用抗生素。中医学认为"中气下陷，贼火上升"或"元气下陷，贼火上升"。临床上，具有这种特征的孩子正气是虚的，孩子会有一些"上火"，比如起口疮、流鼻血等虚火症状。此时用抗生素应更加谨慎。元气不足的时候，以提升中气为主，以适当消炎为辅。如果以清热解毒为主，就会出现损伤中气的问题，导致孩子免疫力下降，为日后经常生病埋下伏笔。比如，孩子小便频数，甚至点滴而出，此属于中气下陷，家长就更要慎重了。

3.孩子平时脸上没有光泽，总是精神疲惫、倦怠、容易走神、没有耐心，这种情况尽量少用抗生素。即便用，建议不要超过一两天，见好就收。若没有什么效果，要反思治疗方向是否有误。

4.孩子平时体质不是很好，并且手脚经常冰凉或很潮湿的时候，建议尽量不用或少用抗生素。孩子手脚冰凉或很潮湿已经表明孩子脾胃虚寒，中阳不振，解毒能力差，这时使用抗生素会损伤孩子的肝肾。

5.孩子平时胆子小，睡眠差，身体单薄，发育迟缓，建议尽量不用或者少用抗生素。如果过多使用，同样也容易使孩子中阳不足，加重惊吓，甚至惊恐不解。日久使心肾不交，发育迟缓，影响孩子长个儿。

6.孩子发病间隔较短，每月病2～3次，平时用药较多，发病较勤，这时要尽量避免使用抗生素。

7.孩子平时肚子总是胀胀的、鼓鼓的，或有水声，这种情况属于脾胃虚弱，也不适合使用抗生素。

建议家长不要仅仅盯着指标，"白细胞高了就消炎"是将具体问题简单化了。如果孩子已经不能吃饭了，没有精神了，还能经得起消炎吗？

慎用开塞露

常见的开塞露主要成分为甘油、甘露醇、山梨醇、硫酸镁等。其作用机制，简单来说就是软化大便，刺激肠壁，反射性地引起排便反应。甘油或者甘露醇，可以将肠壁内的水分渗透到肠腔内，但是通便的同时，也会造成肠壁干燥。山梨醇对肠道有明显的刺激作用，长期使用会使肠壁感受神经的兴奋性降低，也就是说开塞露的使用时间越长，越会加重便秘，还会产生依赖性。

开塞露的通便机制像极了一味中药——大黄。

大黄苦寒，有泻下的作用，与其成分蒽醌苷有关。结合型蒽醌苷在大肠中水解为游离型大黄酸蒽醌和大黄酸，刺激肠黏膜和肠壁肌层内神经丛，促进结肠蠕动，同时抑制肠平滑肌细胞膜对水的吸收，导致肠腔容积性致泻。简单来说也是软化大便，刺激肠壁，促进排便。

开塞露和大黄虽然成分不同，但促进排便的机制相似度极高。如果为开塞露进行中药归类，开塞露属于泻下药物。试问，一位患者每天使用泻药，结果如何？元气每天泄一点儿，日积月累，后果堪忧。

任何疾病，不管西医、中医，都要找到病根所在，给予行之有效的解决根本问题的方法，而不可只图省事。便秘，看似普通常见的疾病，却对人体健康影响甚大，应该认真对待引起重视。开塞露虽然通便效果立竿见影，但不能作为长期应用的通便方法，使用时需谨慎。

☀ 医生有话说

有病不能乱吃药

一位自学中医的母亲，领着孩子来看病。

医生问："这孩子怎么养得面黄肌瘦的？孩子从小有没有吃什么药？"

家长都一一否定了，并十分笃定地说："我从来不给孩子乱用抗生素，清热解毒的中成药我们也不吃，但就是身体比较差。"

医生说道："您的孩子脾胃虚弱，注意饮食没有错，否则怎会在家没事，一去幼儿园便容易生病呢？"

家长说："只要有风或者天气不好的时候就不敢让孩子出去，北京风又多，所以出去玩的机会更少。"家长思考了下，接着说："平常孩子感冒的时候，我就给她开点桂枝汤、麻黄汤、桂枝加麻黄汤让孩子喝。"

医生说："没有经过辨证论治一定不要随便给孩子开药。孩子从小生长在'温室'里，常服辛散刚燥的汤药会让孩子的身体越来越差。即便用，量也不宜过大，一般6岁以内，不宜超过3克。"

　　家长自学中医，应以养生保健为主，切不可随意用药。

育儿理念篇

让孩子远离溺爱

孩子总是生病，家长苦恼至极。爷爷奶奶，姥姥姥爷，爸爸妈妈，乱成了一团。带孩子看西医，看中医，吃西药，吃中药，家长心如刀割，恨不能替孩子受罪。孩子刚恢复一点儿，家长们围过来。

"宝贝，来吃一口肉。"

"宝贝，尝尝我做的虾仁。"

"宝贝，吃一口海南南瓜。"

"宝贝，大香蕉吃一个。"

各种宠爱加于一身，早将"教训"忘得一干二净。

古人给孩子吃甜食时是非常谨慎的。

古人养生重在气血流通，而不是进补。

古人养育小儿，重在食饮有节、起居有常。

溺爱虽也是"爱"，但坏在过度、无常。溺爱，是养育孩子的天敌。孩子幼小，一点阳气，怎消化得了那么多"甜腻腻"的爱！育儿如育苗，青苗至金秋，穗粒饱满，重在因时予水，因地施肥。小儿至成人，康健敦敏，中正其身，皆因远离溺爱。

让孩子『吃点儿苦』

就让孩子吃点儿苦吧

一个4岁的小患者被3个长辈带来看鼻炎。

经过诊断之后，医生将主要矛盾锁定在孩子吃得太多又挑食上。看得出，家里对这位小患者的饮食"照顾"得十分周到。小患者的父亲似乎对中药有所了解，医生开处方时，小患者的父亲便开口问道："医生，干姜是不是有点儿辣呀？"

医生说："是的。"考虑到口味，医生用别的药代替了干姜。

随后小患者的父亲又问："这药熬出来会不会苦啊？我们孩子不喝苦药。"

医生哭笑不得，半认真地回了一句："哎呀，就让孩子吃点儿苦吧！"

有时候，医生会为了照顾孩子的口

味，将一些味道不好的中药换掉。但很多家长，即使孩子身在病中，也不愿让孩子"吃一点儿苦"。有的家长在得知孩子因为生病3周内不能吃肉的时候，号啕大哭，这种深入骨髓的"爱"，让人感慨，也让人无奈。

中药里，"苦"有泻热、燥湿、坚阴的作用。父母溺爱孩子，常喂之甜黏腻食物，导致食饮太过，造成了孩子食积、发烧、便秘、咳喘等问题，因此需要"苦药"清热燥湿、下气平喘、通利大便。

父母爱子，必为之计深远，也应该让孩子适当吃点儿苦。在苦中磨炼自己心志，才会更加珍惜生活中的甜。孩子并不是家长想象中那么脆弱，多鼓励孩子吃苦，孩子会越来越勇敢，先苦后甜，是最好的人生。

让孩子『自愈』

正值春天，一条小灯鱼的尾巴被大鲷鱼咬得就剩一点点。它在水里游动，显得非常不稳。把它捞到另一个缸里，其他小灯鱼的陪伴和安静平和的环境，加上规律地喂食，不久它的尾巴又长出来了，这真是一个奇迹。

其实婴幼儿疾病的恢复也是这样，在安静平和的环境里生活，每天有规律地喂食，疾病治愈的可能性就非常大。小灯鱼虽然尾巴残缺，游动不稳定，但是它的食欲很好，每天只喂一次，一次喂得不多，而且定时定量。随着春天的来临，万物复苏，小灯鱼很快就恢复了。

对待孩子也一样，适当让孩子"自愈"，激发孩子自我修复的潜力。

让孩子有安全感

小鱼离不开鱼群，一只小鱼势单力薄，没有安全感，所以它们群居生活。体型小的动物多半胆子也小。孩子也一样，胆小就需要大人来呵护，逐渐培养孩子的胆识。带孩子出去玩，一定要去孩子多的地方，不可带到大人多的地方、孩子不熟悉的地方，像医院、寺庙、车站、大超市等尽量不要去。

现实和想象差别很大时，孩子会很紧张，所以当孩子感到恐惧时，家长应该陪伴其左右，让孩子更有安全感。

让孩子学会反省

　　因为年龄不同，性格不同，孩子的个性很强是正常现象。但是现在很多孩子爱"反问家长"。比如，只要家长对孩子语带责备或埋怨，孩子就像弹簧一样开始各种"顶撞"。"总是说我，那你呢？""你就是什么都懂、什么都了解吗？""说我不好好学，我下的功夫你看见了吗？"这种问题的出现，在于家长对孩子要求太多，孩子身心大小有限，受不了就会反抗。

　　在中国的传统文化当中，"吾日三省吾身"是人对自己高要求的体现。同样，对孩子来说，从小培养自我修正的能力，对其身心发展也大有裨益。

　　家长应该站在孩子的立场上，对他们多一些贴心和关怀，慢慢地，孩子也会换位思考。比如，取得好成绩时，反省有哪些地方还能进步；遇到挫折时，总结经验教训，正视自己的缺点，在困难中重建信心。

让孩子远离『紧绷』

有过射箭体验的朋友都知道，在弓拉满的瞬间射出的箭最有力。但若一直保持拉满弓的状态，不仅拉弓的手很快会受不了，弓弦也很容易被损伤。现在的孩子面对巨大的课业压力和各种兴趣班，每天都像一张拉满的弓。

中医学讲"心藏神，肝藏魂，脾藏意，肺藏魄，肾藏志"。现在孩子学习可谓是"脑力劳动与体力劳动的结合"，长期紧张的学习耗伤了孩子的精神气血，过度透支使得孩子早在身体发育阶段就被掏空，所以现在"虚劳"的孩子很多。

"弓弦"久张，一旦松弛，孩子必涣散不堪。人生的路还长，赢在起跑线上，不如一生有个健康的好身体。

让孩子远离压抑

门诊曾来过一位患有抽动秽语综合征的七八岁的小女孩，孩子已经不能自控，浑身抽动，不得停歇，父母非常着急，爷爷奶奶抱着孩子哭泣不止。

女孩"控诉着"面前的父母，诉说着压抑许久的情绪，说父母把她留在黑黑的楼道里，动不动就把她关进房间里……父母只是听着孩子激动地说却不作声，怕说多了再刺激孩子。

这位父亲平日比较苛刻，对别人要求多，迁就别人少。但是自从孩子得了这个病，父亲却一再地忍让。父母平时对孩子过于严格，不讲究方式方法，等孩子有病了，家长却唯唯诺诺，这种现象非常普遍，为什么非要变成两个极端呢？家长应该多听听孩子的声音，不要让错误的教育方式带来病态的反击。

如果教育孩子遇到难题，家长要反思自己的初心，是为了孩子将来有个好前程，还是为了让自己脸上有光。教育孩子要有一颗平常心，孩子才能平安健康地成长。

让孩子远离恐惧

一次，我带着孩子去爬山，孩子听说山上的猴子会抓行人的包，就有些担心害怕。从一上山开始就不停地唠叨，好像说一说就能壮胆。孩子听说猴子怕竹竿，就让我给她买了一个，然后紧紧地攥在手里。听说猴子怕弹弓，又让我给她买一个弹弓。

一路爬上来，谁也没见到猴。但是孩子还是很紧张、害怕。我笑道："没见到猴，却见到了一只'惊猴'。"

人生犹如一次旅行，一次登山。我们总是担心这个、恐惧那个，这些情绪会影响我们的正常生活，也会影响我们的身体健康。告诉孩子，不要因为还未发生的事感到恐惧，也不要有感性的烦恼，应该平和、坦荡地面对生活。

让孩子远离『侵略性』

无论在幼儿园，还是在小学，甚至到了初中、高中，总会有一些具有"侵略性"的孩子。

孩子非常小的时候，家长会认为，他只是不知道如何和别人打交道，所以不讲礼貌。可是到了初中，甚至到了高中，家长会发现孩子的问题不仅仅是不懂礼貌，而是有或轻或重的心理问题。

如果家庭和睦，每个成员都平等互助，处在这样环境中的孩子入学后，通常都很平和。有侵略性的孩子与家长的严苛、逼迫的教育方式、没有底线的溺爱有很大关系。孩子如果受到了强压，或者感受到了权力，一方面，他的内心想反抗、反弹、宣泄，就会把情绪转移到其他人身上。另一方面，他有意识地去控制别人、驾驭别人，"侵略性"就出现了。孩子在家庭中养成了不平等的习惯，在学校、社会中自然不会平等地对待他人。表面看是孩子不懂礼貌，其实是他内心不平和。

这种孩子随着年龄增长，内心会越来越痛苦。因为他不知道自己错在哪里，也不知道该如何改变，更不知道该如何与人相处。

把孩子交给学校，不如父母自己好好教。

让孩子表里如一

　　我在参观摔跤训练时发现有这样一群孩子：训练间歇时对着父母吆来喝去，甚至直呼其名；但在与对手比赛时，反而没有什么竞争力，甚至对对手十分畏惧，全无在家长面前的"威风"。

　　家长们如果想让孩子在未来的人生中"木秀于林"，一定要让孩子"深深扎根"。孩子脏腑轻灵、身形娇嫩，家长应该呵护，但也要适当锻炼孩子，这样不仅可以强壮孩子的身体，还可以锻炼孩子的胆气、肾气，就如同树木深深扎根一样，使孩子内心坚定，肌体盛壮。